Mitochondrien für Anfänger:
Symptome und Therapie. Für ein Leben mit mehr Vitalität und Energie.

Sandra Frohenfeld

Inhaltsverzeichnis

Einleitung 1
Was sind Mitochondrien? 3
Die Mitochondriale Medizin 8
Was sind die Ursachen für die Funktionsstörungen der Mitochondrien? 18
Welche Mitochondrien-Therapien gibt es? 22
Mikro- und Makronährstoffe 28
Die wichtigsten Nährstoffe nicht nur für Mitochondrien 33
Curcumin und Ginkgo Biloba 65
Die Mitochondrien freundliche Ernährung 68
Schlusswort 73

Einleitung

Leider werden die meisten chronischen Krankheiten durch Medikamente behandelt, die eigntlich nur die jeweiligen Beschwerden lindern sollen. Allerdings denken nur die wenigsten daran, inwiefern uns die Nebeneffekte von Arzneimitteln schaden können, da die enthaltenen Fremdstoffe unseren Körper noch zusätzlich zur eigentlichen Krankheit belasten können. In vielen Fällen kann eine Krankheit zwar durchaus durch die Medikamente geheilt werden, aber dafür können auch oft irreparable Schäden in unserem Organismus entstehen. Eine unausgeglichene Ernährung und ein schlechter Lebenswandel sorgen dann noch zusätzlich für weitere Probleme.

Nur sehr wenige Ärzte machen sich auch wirklich die Mühe, nach den eigentlichen Ursachen zu suchen. Werden die Beschwerden der Patienten auch bei einer hohen Dosierung der Arzneimittel nicht besser und sind bei den vorgenommenen Untersuchungen keine Ursachen feststellbar, dann wird eben einfach als angebliche Lösung, die Behandlung von einem Psychiater empfohlen. Nur sehr wenige Ärzte denken daran, dass hinter zahlreichen Krankheiten auch ein Mangel an essenziellen Nährstoffen stecken kann.

Mitochondriale Störungen sind den meisten Ärzten nur als angeborene Mitochondriopathien bekannt, weshalb die Untersuchungen und Therapien vorwiegend nur in spezialisierten Kliniken vorgenommen werden. Allerdings können Funktionsstörungen der Mitochondrien auch der Grund für sehr viele Krankheiten sein wie beispielsweise für

Sandra Frohenfeld

Diabetes, Alzheimer, Herzproblemen, Fibromyalgien und für Krebs.

Auf den folgenden Seiten werden Sie auch als Laie oder Anfänger einen guten Überblick über die Mitochondriopathien erhalten, ein sehr wichtiges Thema, das aber leider von vielen Ärzten überhaupt nicht gebührend beachtet wird.

Was sind Mitochondrien?

Unser Körper ist auf Energie angewiesen, um überhaupt funktionieren zu können. Die notwendige Energie wird über die Nahrung zugeführt und dann über das Blut in unsere Organe und Zellen weitergeleitet. Allerdings muss die Nahrung erst einmal verwertet oder auch verbrannt werden, damit sie unserem Organismus von Nutzen ist. Für diesen sehr wichtigen Vorgang sind die Mitochondrien verantwortlich.

Vereinfacht ausgedrückt sind Mitochondrien in jeder Zelle enthalten, da es sich dabei um ganz besondere Zellorgane handelt. Ein einziges Zellorgan wird Mitochondrium genannt oder auch Mitochondrion. Sie erfüllen lebenswichtige Aufgaben und sind in größeren Mengen in Zellen vorhanden, die einen höheren Verbrauch an Energie haben, also in den Sinnes- und Nervenzellen, in den Muskelzellen sowie auch in den Eizellen. Die jeweilige Anzahl richtet sich nach unserem Energiebedarf. In den Muskelzellen nur alleine vom Herz beispielsweise, liegt der Anteil von Mitochondrien bei über 35 Prozent, Knorpelzellen hingegen enthalten dafür viel weniger. Sie bilden zusammen in den Zellen eine Art Netzwerk, welches nicht nur die Zellen durchquert, sondern sich dort auch deutlich verändern kann. Sie können sich beispielsweise durch Fusionen verbinden oder auch wieder durch Mitochondrienfissionen dementsprechend teilen.

Sie entstehen also im Prinzip aus sich selbst, da die Zweiteilung ähnlich wie bei den Bakterien ist. Wird die Nahrung in unserem Organismus über das Blut an die Zellen verteilt, dann wird sie dort in

Sandra Frohenfeld

Speicherenergie durch die Oxidation der Zellen umgewandelt. Die Mitochondrien sind meistens bohnenförmig oder rund. Ihre Hülle setzt sich aus der äußeren sowie der inneren Membran zusammen, die unter anderem aus Proteinen aufgebaut sind. Das äußere Membran umhüllt das Mitochondrion wie eine Schale. Proteinkomplexe bilden Kanäle, durch die der Austausch von Ionen und Molekülen gewährleistet wird. Allerdings können größere Moleküle diese Schale nicht passieren. Das innere Membran hingegen ist wie ein Fächer aufgeteilt, in ihrem Inneren ist die flüssige Matrix vorhanden und dort findet hauptsächlich auch die Energiegewinnung statt, da hier etwa 2/3 der Mitochondriumproteine enthalten sind. Die Matrix spielt eine sehr wichtige Rolle bei der ATP-Produktion. Dabei handelt es sich um die Herstellung von Adenosintriphosphat, in der Kurzform nur ATP genannt. Es ist ein sehr energiereiches und lebenswichtiges Molekül, auf das wir dann noch etwas genauer eingehen werden. In der Matrix befindet sich übrigens auch das Mitochondriengenom, wo sich unsere Erbinformation befindet. Allerdings haben die Mitochondrien auch ihre eigene mtDNA, also ihre eigene Erbinformation. Es handelt sich dabei um eine ringförmige DNA, die aber erstaunlicherweise im Vergleich nur die mütterliche Linie anzeigt. Das bedeutet, dass die Mitochondrien nur von der Mutter vererbt werden können.

Obwohl die meisten Menschen sicherlich nicht viel über die geheimnisvollen Mitochondrien wissen, muss man sich unbedingt bewusst sein, dass wir ohne diese eigenständigen Organe in unseren Zellen überhaupt nicht lebensfähig sind. Mehr als tausend Mitochondrien arbeiten z. B. in nur einer einzigen Hirnzelle. In unseren Zellen werden also ununterbrochen Mitochondrien produziert, um unseren Körper am Leben zu erhalten, da wir rund um die Uhr auf Energie angewiesen sind und unser Herz schlagen kann, unsere Nerven funktionieren, wir denken können und natürlich auch, damit wir uns bewegen. Ohne diese Mitochondrien könnten unsere Körperzellen also überhaupt nicht funktionieren, sie werden übrigens auch Organellen genannt, was mit kleinen oder winzigen Organchen vergleichbar ist. Obwohl sie sich in den meisten Körperzellen befinden, kommen sie nicht in den roten Blutkörperchen vor, da es auch keinen Zellkern gibt. Bei den Mitochondrien handelt es sich um ehemalige Bakterien. Wissenschaftler gehen davon aus, dass sie während der Evolution in unsere Zellen eingewandert sind.

Was ist das Adenosintriphosphat?

Bei dem Adenosintriphosphat handelt es sich um einen farblosen Feststoff und universellen Energieträger. Er steht sofort zur Verfügung und reguliert im Prinzip alle Prozesse, die mit der Energielieferung in Verbindung stehen. Entdeckt wurde dieses Nukleotid durch einen deutschen Biochemiker im Jahr 1929, aber erst rund 20 Jahre später wurde die chemische Synthese von Adenosintriphosphat und seine Aufgabe als Hauptenergiequelle in unseren Zellen veröffentlicht.

In unseren Mitochondrien wird hauptsächlich Glukose mit Sauerstoff verbrannt. Die dadurch entstehende Energie, wird an das ATP gebunden und dann zu den Zellen transportiert, die auf Energie angewiesen sind, also beispielsweise für die Energie der Muskelzellen oder für den Herzmuskel. Das Adenosindiphosphat wird also für alle energieverbrauchenden Prozesse als Energielieferant genutzt. Es ist auch extrazellulär an wichtigen Prozessen beteiligt, wie zum Beispiel bei der Durchblutungsregulation oder auch für die Übermittlung bei Entzündungsreaktionen. Bei neuronalen Beschwerden kann das ATP verstärkt ausgeschüttet werden und deshalb unter anderem auch die Proliferation von Neuronen fördern.

Biochemiker bezeichnen das Adenosintriphosphat als Energie des Lebens, da es sich dabei um das effizienteste und energiereichste Molekül in unserem Organismus handelt. Es ist in jeder Zelle vorhanden. ATP speichert Energie und kann von uns übrigens auch selbst synthetisiert werden. Es ist übrigens ganz verständlich, wenn diese biochemischen Erklärungen, zumindest für Anfänger, etwas schwer zu verstehen sind. Aber ganz einfach ausgedrückt, kann man die Mitochondrien im Prinzip mit winzig kleinen Energiefabriken in unserem Körper vergleichen, die das notwendige ATP-Molekül herstellen.

Unser Organismus benötigt etwa die Hälfte, der durch die Nahrung aufgenommene Energie, um für die unterschiedlichen Stoffwechselprozesse die notwendige Kraft zur Verfügung zu stellen, wobei die Synthese vom Adenosintriphosphat dabei eine zentrale Rolle spielt. Der ATP-Verbrauch ist auf den aktiven Ionentransport durch die Zellmembranen zurückzuführen sowie auch für die Herstellung von anderen biologischen Molekülen.

Für unseren Organismus ist die Regulierung der ATP-Werte von einer sehr großen Bedeutung innerhalb unserer Zellen, da sie unterschiedlichen Mechanismen unterliegt. Eine gesteigerte ATP-Konzentration stockt die Energiespeicher im Gewebe auf wie beispielsweise von Fett oder von Glykogen. Auch kann ein gesteigerter ATP-Wert energieliefernde Reaktionen hemmen. Fällt allerdings der ATP-Spiegel, dann wird die Enzymaktivität vom Fettabbau, von der Glykolyse und von Glykogenabbau gesteigert. In diesem Fall kommt es zu einer verstärkten Energiegewinnung, durch unseren gespeicherten Vorrat an Energie.

Ein erwachsener Mensch kann übrigens täglich um die 70 Kilogramm Adenosintriphosphat benötigen. Das bedeutet, dass unser Organismus für seine zellulären Prozesse in etwa die gleiche Menge an ATP benötigt, die unserem Gewicht entspricht. Eine Muskelzelle, die ganz normal arbeitet, kann ihren kompletten Vorrat an ATP in einer Minute einmal umsetzen. Das heißt, dass pro Zelle und pro Sekunde etwa zehn Millionen von diesen Molekülen benützt werden. Schon alleine anhand dieser unglaublichen Aussage wird erst einmal ersichtlich, welche Wichtigkeit die Mitochondrien und natürlich auch das ATP-Molekül hat.

Täglich müssen also Billiarden von Mitochondrien das hochenergetische ATP-Molekül herstellen. Sind allerdings die Mitochondrien defekt, dann führt das nach den neuesten Erkenntnissen zu zahlreichen Krankheiten, wie z. B. zu Krebs und Diabetes, zum Burnout-Syndrom, Depressionen, Arterielle Sklerose, Herzinsuffizienz, Übergewicht, Allergien, Nahrungsmittelintoleranzen, Neurodermitis, Epilepsie und auch zu Alzheimer oder Parkinson.

Die Mitochondriale Medizin

Auch wenn Sie als Laie vielleicht noch nicht alles Wissenswerte über die Mitochondrien verstanden haben, sollte schon anhand ihrer Wichtigkeit klar sein, dass sie unsere Lebensenergie deutlich beeinträchtigen können. Es ist logisch, dass bei kranken Mitochondrien auf Dauer, dann auch unser Organismus krank werden kann, da sie ja ununterbrochen unsere benötigte Lebensenergie produzieren müssen.

Die Mitochondriale Medizin geht davon aus, dass sehr viele Krankheiten auf eine Störung der Mitochondrien zurückzuführen sind. Es ist durchaus verständlich, dass unser Körper keine gute Zellleistung erbringen kann, wenn geschädigte Mitochondrien vorhanden sind. Obwohl dabei natürlich auch das Alter eine wichtige Rolle spielt, gibt es mehrere Faktoren, die zu einer Schädigung beitragen können. Oxidativer Stress beispielsweise ist einer davon.

Die sogenannte Atmungskette ist in der Mitochondrialen Medizin von großer Bedeutung. Dabei handelt es sich vereinfacht ausgedrückt um die innere Atmung, die im inneren Membransystem abläuft. Wir atmen ständig ein und aus. Aber der eingeatmete Sauerstoff ist das eigentliche Ziel für das Mitochondrium, also dem Ort der Zellatmung, da dort die Veratmung des Sauerstoffs stattfindet. Im Prinzip kann man diesen Vorgang vereinfacht ausgedrückt mit dem typischen Knallgasexperiment aus dem Chemieunterricht vergleichen, bei dem der reine Wasserstoff vom Lehrer angezündet wurde und es beim Sauerstoffverbrauch zu einem ganz besonders tollen Knall kam. Selbstverständlich wird durch die innere Atmung dieser Effekt minimiert, aber da die Mitochondrien keinen so großen Schutz haben wie andere Zellteile, handelt es sich dabei trotzdem um ein aufwendiges Vorhaben.

Angegriffene Mitochondrien können beispielsweise die innere Atmungskette nicht mehr richtig ausführen, weshalb die lebenswichtige Energie nur in verzögerter Form bereitgestellt werden kann. Klar, dass dadurch auch die Körperfunktionen deutlich negativ beeinträchtigt werden.

Eine Mitochondrienstörung kann folgende Ursachen haben:

- Oxidativer Stress, also die Wirkung der freien Radikale auf unsere Zellen
- Umweltgifte und Toxine
- Nebenwirkungen der Arzneimittel
- Physischer und psychischer Stress
- Häufige Infekte und Entzündungen
- Gestörte Darmflora
- Falsche Ernährung
- Mechanische Traumata

Gestörte oder defekte Mitochondrien werden leider nicht von unserem Organismus so einfach ausgeschaltet, da sie auch weiterhin arbeiten. Allerdings können sie keine lebensnotwendige Energie mehr herstellen, sondern aufgrund der gestörten Atmungsketten sehr viel oxidativen Stress. Dadurch entstehen dann allerdings auch die sehr gefährlichen freien Radikale, die unsere gesunden Mitochondrien bekämpfen. Dies erklärt vielleicht auch, warum sehr viele kranke Menschen im Laufe der Zeit an zusätzlichen Erkrankungen leiden, was nicht nur bei Allergikern der Fall ist, sondern auch bei Patienten, die unter Autoimmunerkrankungen leiden.

Bei der Mitochondrialen Medizin steht nicht nur die Linderung der jeweiligen Symptome im Mittelpunkt, sondern auch die Suche nach den eigentlichen Ursachen, was in der traditionellen Schulmedizin meistens komplett vernachlässigt wird. Zu den therapeutischen Behandlungsmethoden zählen deshalb eine gezielte Ernährungsveränderung, Entgiftungen und Darmbehandlungen sowie auch Teile der orthomolekularen Medizin. Es geht in der Mitochondrialen Medizin darum, die geschädigten Zellen bei der Regeneration so gut wie möglich zu unterstützen beziehungsweise komplett zerstörte Organellen zu beseitigen. Obwohl es sich dabei um noch eine sehr junge Medizin handelt, wird bei den meisten behandelten Fällen eine deutliche Verbesserung der Patienten erreicht.

In der Mitochondrialen Medizin gibt es sehr wichtige Stoffe oder Nährwerte, die zu einer Vermehrung der Mitochondrien beitragen und auch die gestörten Funktionen wieder stabilisieren können, dazu zählen:

- Acetyl-L-Carnitin
- Alpha-Liponsäure
- Biotin

Mitochondrien für Anfänger

- Coenzym Q10
- Curcumin
- D-Ribose
- Folsäure
- Gingko Biloba
- Kalium
- L-Carnosin
- L-Glutathion
- Magnesium
- Omega-3-Polyenfettsäuren
- Selen
- Vitamine (B2, B6, B12, Vitamin C, Vitamin D und E)
- Zink

Auf diese Stoffe und ihre Wirkung auf unseren Körper, gehen wir dann übrigens noch etwas genauer ein. Fest steht auf jeden Fall, dass nur die wenigsten Ärzte auf einen Mangel an Vitaminen, Mineralien und Spurenelemente achten oder die Werte bei vorgenommenen Analysen auch irreführend sein können. Bestimmte Elektrolyte wie beispielsweise Magnesium oder Kalium sind überwiegend intrazellular vorhanden, weshalb auch nur intrazelluläre Analysen für eine Diagnose nützen und nicht die üblichen Analysen vom Serum. Werden dort schon niedrige Werte aufgewiesen, dann ist das in den Zellen natürlich noch viel schlimmer.

Eine Funktionsstörung der Mitochondrien wird Mitochondriendysfunktion oder Mitochondriopathie genannt, es handelt sich dabei also um eine gestörte Zellsteuerung oder auch um eine Störung in Hinsicht auf die Zellleistung. Ein gesunder Körper kann eine Fehlfunktion über einen bestimmten Zeitraum hinweg ausgleichen. Allerdings läuft dann unser eigener Antriebsmotor ungefähr so wie mit Sand im Getriebe. Es ist klar, dass dies auf Dauer überhaupt nicht funktionieren kann. Da wir aber auch noch allen Arten von Stress ausgesetzt sind, ist es kein Wunder, wenn der Zellstoffwechsel dadurch noch zusätzlich extrem beeinträchtigt wird. Es kommt dabei also zu den sogenannten Multisystemerkrankungen, da in den meisten Fällen verschiedene Organe oder Gewebe bereits erkrankt sind. Bei einer Funktionsstörung können Muskelerkrankungen auftreten, Probleme der Leber, Bauchspeicheldrüse, Magen- und Darm sowie auch vom Herz, den Nerven, Innenohr und den Augen.

Die Mitochondriendysfunktion kann im Kindesalter sowie auch bei Erwachsenen auftreten. Viele Patienten leiden übrigens unter einer deutlichen Muskelschwäche, die sie auf andere Ursachen schieben. Aber auch eine erkrankte Augennetzhaut oder ein taubes Gefühl in Armen und Beinen kann ebenfalls ein Hinweis auf eine Mitochondrienstörung sein. Sind die Gehirnzellen davon betroffen, dann kann es zu Schlaganfällen kommen, zu geistiger Behinderung oder auch zu epileptischen Anfällen.

Eine Mitochondriopathie ist teilweise sehr schwierig zu erkennen, da hierzu ein spezialisiertes Zentrum notwendig ist. Für die Diagnose sind körperliche Untersuchungen notwendig sowie auch spezielle Laboruntersuchungen. Auch die Belastbarkeit sowie der neurologische Status spielen hierbei eine große Rolle. Ein guter Hinweis auf eine mögliche Mitochondriopathie ist übrigens die Erhöhung der Milchsäure, also vom Laktat. Der Laktatspiegel wird bei der Blutanalyse festgestellt, aber auch die Beurteilung vom Liquor, dem Nervenwasser, zählt in der Mitochrondinen Medizin mit zur Basisdiagnostik. Gegebenenfalls können dann auch noch weitere Untersuchungen angeordnet werden, die sich je nach den Beschwerden und dem Befund richten. In vielen Fällen ist auch eine Muskelbiopsie erforderlich.

Die Milchsäure entsteht übrigens, da die Mitochondrien nicht mehr in ihrer ursprünglichen Form die Energie herstellen können. Da die Funktionen eingeschränkt sind, wird die notwendige Energie dabei dann aus der Glucose produziert, dafür wird sie aber vorher in Milchsäure umgewandelt. Dies führt allerdings wiederum zu starken Muskelschmerzen. Bei einem gesunden Organismus kann der Muskelkater schnell wieder verschwinden, da die Glukose bei einer intensiven Anstrengung dann auch sehr schnell wieder verstoffwechselt wird. Liegt allerdings eine Mitochondriendysfunktion vor, dann bleibt dabei auch die Milchsäure verhältnismäßig lange in unseren Muskeln, da auch für die Glukoseumwandlung wieder Energie notwendig ist, also das ATP-Molekül. Auch kann in diesem Fall die verbrauchte Glukose nicht mehr für die Herstellung von D-Ribose verwendet werden. Dabei handelt es sich um einen zuckerähnlichen Vitalstoff, der der Ausgangspunkt für die Energiegewinnung ist.

Sandra Frohenfeld

Wenn man unter chronisch degenerativen Krankheiten leidet, kann die eigentliche Ursache durchaus bei beschädigten Mitochondrien liegen. Obwohl viele Mediziner mit den extrem komplexen Zusammenhängen von unserem Zellstoffwechsel aktuell noch deutlich überfordert sind, wird die Mitochondriale Medizin mit Sicherheit in den nächsten Jahren noch sehr viel von sich hören lassen. Fest steht auf jeden Fall schon jetzt, dass die Mitochondrien mit vielen Krankheiten in sehr enger Verbindung stehen, wie beispielsweise mit der Fettleibigkeit oder Diabetes.

Mitochondrien und Fettleibigkeit

Bei dem Fettgewebe handelt es sich um eine Form vom Bindegewebe, es befindet sich an vielen Körperstellen. In konzentrierter Form ist es am Bauch und am Po vorhanden. Es besteht aus Adipozyten oder Fettzellen, die allerdings nicht nur Fett, sondern auch Wasser speichern können. Das Fettgewebe kann auch bei intensivem Sport oder sehr strikten Diäten nicht so einfach verschwinden, sondern es kann nur geleert werden. Beim Fettgewebe wird zwischen dem gelblich weißen Fettgewebe unterschieden und dem braunen, obwohl mittlerweile auch noch ein beiges Fettgewebe bekannt ist.

Unser Fettgewebe besteht hauptsächlich aus weißem Fett. Allerdings enthält es auch braune Fettzellen, indem sich viele Mitochondrien befinden. Das braune Fettgewebe ist vorwiegend für die Thermogenese zuständig, also für die direkte Wärmeerzeugung. Dies ist übrigens auch der Grund, warum Säuglinge einen höheren Anteil an braunem Fettgewebe haben als Erwachsene, da sie natürlich auch sehr kälteempfindlich sind. Bei einem erwachsenen Menschen kommt dieses Gewebe ansonsten nur in geringen Mengen an den Nieren vor, im Mediastinum (Gewebsraum in der Brusthöhle) sowie auch unter den Achseln.

Das braune Fettgewebe ist auch unter dem Namen plurivakuoläres Fettgewebe bekannt. Wie schon erwähnt, ist es für die Wärmeerzeugung verantwortlich. Die Zellen stellen die Wärme her, indem Fettsäuren oxidiert werden. Dieser Vorgang findet in den Mitochondrien statt, weshalb sie auch für die dunklere Gewebeverfärbung verantwortlich sind. Thermogenin spielt bei diesem biochemischen Vorgang eine wichtige Rolle, da es sozusagen als Entkoppler dient. Dieses entkoppelnde Protein ist auch unter dem Namen UCP1 bekannt, es befindet sich in der Membrane der Mitochondrien, aber nur im braunen Fettgewebe. Das braune Fettgewebe in unserem Körper ist also für die Fetteinlagerung oder für die Fettverbrennung von großer Bedeutung. Liegt eine Störung der Mitochondrien vor, dann ist auch das unerklärliche Übergewicht kein Wunder.

<u>Mitochondrien und Diabetes mellitus</u>

Diabetes ist mittlerweile schon zu einer richtigen Volkskrankheit geworden. Allein in Deutschland wird täglich bei rund 1.000 Patienten diese erschreckende Diagnose erstellt. Nach den neuesten medizinischen Erkenntnissen liegt hier eine Mitochonderienstörung vor. Dies ist auch der Grund, warum jetzt immer mehr Kinder von Diabetes betroffen sind. Wie schon erwähnt, haben die Mitochondrien ihr eigenes Erbgut, welches aus 37 Genen besteht. Allerdings wird es nur über die Mutter vererbt. Die Mitochondriengene werden also über die Eizelle an das Embryo weitergegeben.

Die Mitochondrien spielen aber auch eine sehr wichtige Rolle, wenn es um die Insulinfreisetzung geht. Bei Diabetes ist die Aufrechterhaltung dieser Funktion allerdings gestört. Sogar das Deutsche Diabeteszentrum gab schon vor zig Jahren bekannt, dass Diabetes Typ2 nur dann der Fall ist, wenn die Betazellfunktionen gestört sind. Die Mitochondrien allerdings, können auch das Überleben dieser Betazellen beeinflussen. In der Diabetesforschung spielen die Mitochondrien mittlerweile eine sehr bedeutende Rolle, übrigens auch bei Diabetes Typ 1.

Der Untergang der Betazellen bei Diabetes kann auf eine metabolische Überladung zurückzuführen sein sowie auch auf Stress in den Zellen. Dadurch kommt es dann zwischen den Zellen und Organen zu einer gestörten Übertragung der notwendigen Signale.

Mitochondrien und Demenz

Auch bei Demenz, Alzheimer oder Parkinson spielen die Mitochondrien eine bedeutende Rolle. Wie wir bis jetzt als absolute Anfänger im Thema Mitochondrien schon wissen, stellen diese Organellen die notwendige Energie zur Verfügung, damit unsere Zellen auch leistungsfähig funktionieren können. In jeder einzelnen Zelle von unserem Gehirn erfolgt die Energieversorgung durch Tausende von Mitochondrien, treten allerdings Störungen auf, dann ist es auch kein Wunder, wenn es zu Defiziten in unserer Gehirnleistung kommt. Ursprünglich wurde angenommen, dass Demenz auf Ablagerungen von Beta-Amyloid im Gehirn zurückzuführen ist, allerdings konnte bis jetzt in der Schulmedizin das Krankheitsgeschehen nicht erfolgreich behandelt werden.

Mitochondrien für Anfänger

Im Gehirn von Patienten mit Demenz befinden sich zwischen den Nervenzellen die Plaques, also die für diese Krankheit typischen Ablagerungen. Plaques setzen sich aus kurzen Eiweißketten zusammen, die Beta-Amyloiden genannt werden. Diese Plaques kommen allerdings auch bei gesunden Menschen vor, wobei sie allerdings auch verhältnismäßig schnell wieder abgebaut werden können. Bei Patienten mit Demenz werden sie allerdings nicht abgebaut, sondern sie häufen sich an. Laut aktuellen Studien geht man davon aus, dass die Beta-Amyloide auch innerhalb der Nervenzellen vorhanden sind und dort dann natürlich auch ihre toxische Wirkung ausbreiten. Deshalb sind bei den meisten Patienten mit diesem Krankheitsbild auch die Mitochondrien geschädigt.

Einer der größten Risikofaktoren an Demenz zu erkranken, ist ein Mangel an Vitamin B. Bei Patienten, die in der Mitochondrischen Medizin mit einer hohen Dosierung von Vitamin B6, Vitamin B12 und Folsäure behandelt wurden, konnte eine deutliche Verbesserung bemerkt werden.

Die Liste mit den Zivilisationskrankheiten und einem Zusammenhang mit den Mitochondrien lässt sich natürlich noch unendlich lang fortsetzen. Im Mittelpunkt dreht sich allerdings alles vereinfacht ausgedrückt nur um eine gestörte Funkion dieser winzigen und lebenswichtigen Organellen. Die Mitochondriopathie kann entweder vererbt oder auch sporadisch entstehen.

Was sind die Ursachen für die Funktionsstörungen der Mitochondrien?

Zu den häufigsten Krankheiten und Todesursachen zählen die Multisystemerkrankungen, die also vorwiegend auf Funktionsstörungen der Mitochondrien zurückzuführen sind. Typische Krankheitsbilder für diese Störungen finden sich in:

- Adipositas
- Allergien
- Anämie
- Arthrose
- Asthma
- Autoimmunerkrankungen
- Chronische Entzündungen
- Chronisches Müdigkeitssyndrom
- Colitis ulcerosa
- Demenzerkrankungen
- Depressionen
- Diabetes mellitus
- Durchblutungsstörungen
- Epilepsie

Mitochondrien für Anfänger

- Fettstoffwechselstörung
- Fibromyalgie
- Gedächtnis- und Konzentrationsstörungen
- Heuschnupfen
- Impotenz
- Immunschwächen
- Krebs
- Kopfschmerzen und Migräne
- Multiple Sklerose
- Muskelverspannung
- Nahrungsmittelintoleranzen
- Neurodermitis
- Neurosen
- Pilzinfektionen
- Psoriasis
- Psychosen
- Vitaminmangel
- Vorzeitige Alterung
- Wirbelsäulendegeneration

Sandra Frohenfeld

Es ist unglaublich, welche Krankheitsbilder auf eine gestörte Mitochondrienfunktion zurückzuführen sind, noch dazu, wenn man selbst unter einer oder mehrerer dieser Beschwerden leidet und die Schulmedizin in dieser Hinsicht zu keiner deutlichen Besserung beitragen kann.

Aber was sind den nun eigentlich die Ursachen für diese Störungen? Wie anfangs schon erwähnt, sind die meisten Probleme auf Toxine zurückzuführen, auf Infektionen und auch auf psychische und physische Traumata. Toxine sind natürlich nicht nur im Zigarettenrauch enthalten, sondern auch in unserer Umwelt in Form von Insektiziden, Pestiziden, chemische Giften, Schwermetallen und Lösungsmitteln. Was die psychischen Traumata angeht, so handelt es sich hierbei um eine seelische Verletzung, die aus einem sehr belastenden Ereignis entstanden ist. Dies kann beispielsweise ein schwerer Unfall sein, das Resultat von einer Gewalteinwirkung, eine Separation, ein Todesfall oder auch Stress. Ein physisches Trauma ist dann eine körperliche Verletzung, die ebenfalls durch Gewaltanwendung oder durch einen Unfall ausgelöst werden kann.

Diese Faktoren können noch zusätzlich begünstigt werden. Stress wirkt sich beispielsweise auf einen angeschlagenen Organismus absolut verheerend aus, aber auch eine unausgeglichene Ernährung, Verdauungsprobleme sowie eine längere Medikamenteneinnahme kann die mitochondriale Funktionsstörung noch zusätzlich beeinträchtigen. Medikamente wie Aspirin oder andere bekannte Schmerzmittel, Antibiotika, Betablocker, Nitrate sowie Herz- und Potenzmittel haben alle unerwünschte Nebeneffekte, die die Leistungsfähigkeit unserer

Mitochondrien für Anfänger

Mitochondrien verringern. Was die Ernährung angeht, so ist vor allem die kohlenhydratreiche, die nitrathaltige Ernährung sowie auch um den häufigen Verzehr von Geräuchertem sehr negativ. Hierbei handelt es sich häufig um Nahrungsmittel, die durch Kunstdünger belastet sind. Ansonsten kann übrigens auch der Elektrosmog sowie die Frequenzen von Handys die Zellfunktionen beeinträchtigen.

Was den Stress angeht, so produzieren unsere Zellen bei einer großen Belastung Stickstoffmonoxid, also NO-Gas. Normalerweise bewirkt das Stickstoffmonoxid in unserem Körper eine bessere Durchblutung, da es die Gefäße erweitert. Ansonsten hat das NO-Gas auch einen bedeutenden Einfluss auf unser Immunsystem. Allerdings kommt es durch die oben aufgeführten Faktoren zu einer unkontrollierten Stickstoffmonoxidproduktion, die mit einem richtigen Gaskrieg in unseren Zellen vergleichbar ist. Das Resultat davon ist in der Regel die irreversible Blockierung der Mitochondrienfunktionen.

Um die für unseren Organismus giftigen Substanzen zu neutralisieren, sind die Mitochondrien auf bestimmte Stoffe angewiesen. Dazu zählen vorwiegend Glutathion, was von den Mitochondrien selbst hergestellt werden kann. Aber auch bestimmte Pflanzenextrakte und Schwefelverbindungen sind ausgezeichnete Entgiftungssubstanzen, die über die Nahrung aufgenommen werden können, um Tausende von Toxinen in unseren Zellen zu neutralisieren.

Welche Mitochondrien-Therapien gibt es?

Beschädigte Mitochondrien können durch unterschiedliche Behandlungsmethoden unterstützt werden, die auch zu einer Vermehrung beitragen. An erster Stelle steht hier die Mikro- und Makronährstoff-Therapie. Gegebenenfalls kann auch erst einmal eine Entgiftungskur notwendig sein, um den Organismus von Schadstoffen zu befreien. Die Defizite in Hinsicht auf die Nährstoffe werden durch spezielle Laboranalysen ermittelt. Aber nicht nur das Defizit wird bei der Mitochondrien-Therapie behandelt, da unser Körper auch über hervorragende Selbstheilungskräfte verfügt, die mit den richtigen Vitaminen, Mineralien und Spurenelementen sehr gut unterstützt werden können.

Die Diagnstik in der Mitochondrialmedizin wird intrazellulär erstellt. Dadurch lässt sich dann genauestens feststellen, welche Substanzen für das Energiedefizit notwendig sind. In den meisten Fällen handelt es sich dabei um einen deutlichen Vitaminmangel, einem Mangel an Kupfer und auch an Magnesium. Ein Nährstoffmangel ist übrigens bei häufigen Magen- und Darmstörungen überhaupt keine Seltenheit. Auch können dadurch unsere Verdauungsorgane die aufgenommene Nahrung nicht vollständig verwerten und zu den Zellen transportieren. Von einem Vitamin-D-Mangel sind übrigens ca. 90 Prozent der Deutschen betroffen. Dieses Defizit kann nicht nur zu Zahnverlust und Osteoporose führen, sondern auch das Krebsrisiko bis zu 70 Prozent erhöhen.

Allerdings werden von den meisten Krankenkassen die Mitochondrien-Therapien als Behandlung mit Nahrungsergänzungsmitteln klassifiziert, weshalb die Kosten von ihnen auch nicht übernommen werden. Da die mikromolekularen Medikamente aber komplett anders dosiert werden, können sie auch nicht so ohne Weiteres als Nahrungsergänzungsmittel angesehen werden. Auf jeden Fall sind sie im Vergleich zu den herkömmlichen synthetischen Medikamenten frei von schädlichen Nebenwirkungen und können das notwendige Gleichgewicht unserer Zellen wieder bewirken.

Körperliche Aktivitäten an der frischen Luft sind ebenfalls für die Behandlung absolut notwendig, damit sich die Mitochondrien vergrößern und auch vermehren können. Vor allem das Sonnenlicht hat einen sehr positiven Einfluss nicht nur auf die Mitochondrien, sondern auch insgesamt auf unseren Organismus. Gegebenenfalls können je nach Krankheitsbild auch noch andere Therapien notwendig sein, wie beispielsweise eine spezielle Matrix-Regeneration der Zellen oder auch eine Low-Blood-Laser-Therapie. Die meisten Zivilisationskrankheiten lassen sich allerdings sehr gut durch eine optimale Nährstoffversorgung lindern und in vielen Fällen auch heilen.

<u>Die Zelluläre Matrix Revitalisierung</u>

Die Matrix spielt eine wichtige Rolle, wenn es um die zelluläre Revitalisierung geht. Der Zellstoffwechsel hängt von dem Milieu oder der Umgebung ab, in der die Zelle eingebettet ist. Sie besteht vorwiegend aus Bindegewebe und wird über den Stoffwechselaustausch, intra- und extrazellulär geregelt. Allerdings kann sich unter bestimmten Voraussetzungen auch das Milieu der Matrix stark verändern, da der

Säure-Basen-Haushalt dabei verändert wird. Dies ist beispielsweise bei einer einseitigen Ernährung der Fall, wenn wichtige Nährstoffe fehlen, bei chronischem Stress, oder auch bei einem Bewegungsmangel. Es ist klar, dass sich unter solchen Voraussetzungen auch unsere Vitalfunktionen einschränken werden, was mit der Degeneration unserer Zellen zusammenhängt.

Bei dieser Therapieform wird die Stresswirkung reduziert und der unausgeglichene Säure-Basen-Haushalt durch bestimmte Substanzen angeregt. Dadurch können dann die Funktionsstörungen unserer Zellen wieder ausgeglichen werden. Die schädlichen Stoffe in unseren Zellen und in unseren gesamten Organismus werden bei dieser Behandlung über unsere Entgiftungsorgane ausgeschieden. Es geht bei der zellulären Revitalisierung der Matrix also vorwiegend um eine Entgiftungskur, um die Säure-Basen-Regulierung wieder anzuregen.

Auch an dieser Therapieform wird deutlich ersichtlich, welche bedeutende Rolle die vorhandenen Giftstoffe in unserem Körper spielen und wie wichtig ein ausgeglichener Säure-Basen-Haushalt ist. Ein übersäuerter Organismus führt zu zahlreichen Beschwerden, da dieser wichtige Vorgang in unserem Körper meistens überhaupt nicht beachtet wird. Bei Schmerzen oder Beschwerden greifen wir in der Regel auf Tabletten zurück, ohne dass wir bei Problemen die eigentlichen Ursachen suchen. Eine Übersäuerung spürt man zumindest am Anfang überhaupt nicht. Sie drückt sich vorwiegend durch Müdigkeit und Schlappheit aus. Wird auf diese Symptome nicht ausreichend geachtet, dann kommen im Laufe der Jahre noch zusätzliche gesundheitliche Beschwerden dazu. Auch ist unbedingt noch erwähnenswert, dass die meisten Medikamente eine Übersäuerung nur noch verschlimmern, was dann zu einem Teufelskreis führt.

Eine Übersäuerung ist übrigens nicht mit Sodbrennen vergleichbar, obwohl das natürlich auch eines der zahlreichen Symptome sein kann. Eine Übersäuerung bedeutet, dass unser körpereigener Säure-Basen-Haushalt nicht im Gleichgewicht ist. Damit unser Körper leistungsfähig funktionieren kann, gibt es bestimmte Bereiche wie der Dickdarm oder auch das Scheidenmilieu, die von Natur aus sauer sein müssen. Basisch müssen unter anderem unser Blut sein, der Dünndarm und auch die Flüssigkeit zwischen den Zellen! Für die Regulierung sorgen die Atmung, der Kreislauf, unsere Verdauung und auch die Hormonproduktion. Allerdings führt eine einseitige oder unausgeglichene Ernährung zu einer Übersäuerung, da unser Organismus in großen Mengen schädliche Stoffe herstellt, was bei einer gesunden Ernährung nicht der Fall ist. Eine Übersäuerung ist beispielsweise der Fall, wenn Sie sehr viel Cola, kohlensäurehaltiges Mineralwasser oder Softdrinks konsumieren, Kaffee, Milch und Milchprodukte, tierisches Eiweiß, Teigwaren sowie auch viele Lebensmittel verzehren, in denen synthetische Zusatzstoffe enthalten sind. Aber auch Stress und Sorgen, negative Gedanken oder übertriebener Sport, können durchaus zu einer Übersäuerung beitragen.

Obwohl auf den ersten Blick der Zusammenhang mit einer Übersäuerung und den Mitochondrien nicht auffällt, steht beides in enger Verbindung. Unser Körper ist vorwiegend auf basische Nahrungsmittel angewiesen, was auch der Grund ist, warum die Mitochondrine Medizin großen Wert auf eine Ernährungsumstellung legt und spezielle

Diäten wie beispielsweise Paleo oder die Logi-Methode empfiehlt. Wir gehen dann später allerdings noch speziell auf die empfohlene Ernährungstherapie für Mitochondrien ein.

Fest steht auf jeden Fall, dass bei unserem Stoffwechsel jede Menge Säuren und Schlacken anfallen, die unser Organismus dann irgendwann auch überhaupt nicht mehr beseitigen kann. Also kommen sie dann erst einmal in das Bindegewebe, was zu Cellulite und zu Falten beiträgt. Aber auch an den Gelenken, an unseren Organen und an den Blutgefäßen können sie sich ansammeln, was verständlicherweise zu allen Arten von Beschwerden führt. Im Prinzip handelt es sich bei diesen Schlacken um Säuren, die von unserem Organismus neutralisiert wurden, weil wir ansonsten unter einer Verätzung dieser Säuren sterben würden. Auf Dauer führen diese Schlacken oder Salze, zu einem chronischen Mangel an Mineralstoffen, was bei der Mitochondrienstörung ebenfalls der Fall ist.

Unsere Ernährung besteht in den meisten Fällen aus verarbeiteten Fleischprodukten, industrialisierten Milchprodukten sowie aus zuckerhaltigen Lebensmitteln oder Nahrung, die sich aus Weißmehl zusammensetzt. Diese Lebensmittel enthalten natürlich nur sehr wenig Mineralstoffe und sind für unseren Körper ein großes Säurepotenzial. Um sie zu neutralisieren, muss unser Organismus auf die körpereigenen Vorräte von Mineralstoffen ausweichen. Basische Mineralien sind beispielsweise Calcium und Magnesium. Um die Säuren in unserem Körper neutralisieren zu können, werden diese Mineralstoffe aus den Zähnen, Knochen oder anderen mineralstoffreichen Zonen und Geweben entzogen. Unsere Vorräte können aber in den meisten Fällen durch unsere übliche Ernährung nicht wieder aufgefüllt werden, was also zu einer chronischen Unterversorgung an Mineralstoffen führt. Dies ist auch der Grund, warum bei der Mitochondrien Therapie speziell auf die Nährstoffe geachtet wird.

Eine mögliche Übersäuerung lässt sich übrigens ganz einfach durch die sogenannten pH-Teststreifen feststellen, die in jeder Apotheke erhältlich sind. Mit den Teststreifen können Sie dann leicht erkennen, ob ihre Körperflüssigkeit sauer oder basisch ist. Liegen die gemessenen Werte bei unter 7, dann handelt es sich um ein saures Milieu, basische Werte sind ab 7 bis 14. Um den Körper effizient zu Entsäuern, wird erst einmal eine Entschlackungskur vorgenommen sowie auch eine Ernährungsumstellung mit vorwiegend basischer Ernährung. Ansonsten werden zusätzlich noch sportliche Aktivitäten an der frischen Luft empfohlen.

Anhand dieser Informationen ist das Thema Mitochondrien für Anfänger vielleicht jetzt schon etwas mehr verständlicher, da es sich im Prinzip „nur" um einen Exzess an Schadstoffen in unserem Körper handelt sowie auch um einen deutlichen Mangel an Vitalstoffen. Werden diese extrem wichtigen Faktoren in unserem Leben nicht beachtet, dann ist es auch kein Wunder, wenn unser Körper immer anfälliger für alle möglichen Beschwerden und Krankheiten wird.

Mikro- und Makronährstoffe

Mikro- und Makronährstoffe spielen nicht nur bei den Mitochondrien eine sehr wichtige Rolle, sondern bei allen chronischen Krankheiten. Nicht umsonst geht man davon aus, dass es sich dabei um sehr typische Mitochondrienpathien handelt. Damit die Mitochondrien sich allerdings wieder optimal regenerieren und ihre Aufgaben auch wirklich leistungskräftig erfüllen können, müssen wir auf das Säure-Basen-Gleichgewicht achten, unseren Organismus von Toxinen befreien und uns um eine gute Versorgung mit Mikro- und Makronährstoffen kümmern. Schon eine geringe Ernährungsumstellung kann dabei zu sehr vielen positiven Veränderungen beitragen.

<u>Was genau sind Mikronährstoffe?</u>

Mikronährstoffe sind sehr wichtig, da ein Mangel über einen längeren Zeitraum lebensbedrohlich ist. Dabei handelt es sich um Vitamine, Mineralstoffe, Spurenelemente, sekundäre Pflanzenstoffe, Aminosäuren und um essenzielle Fettsäuren. Sie haben eine antioxidative Wirkung, weshalb sie uns ausgezeichnet vor freien Radikalen schützen, also vor oxidativen Stress. Die Mikronährstoffe sind zwar keine Energielieferanten, aber ohne sie könnte auch keine Energieproduktion stattfinden. Sie sind notwendig für den Aufbau von Makromolekülen sowie auch für essenzielle Reaktionen unserer Enzyme.

Mikronährstoffe sind hauptsächlich im frischen Obst und im Gemüse vorhanden. Allerdings werden sie nicht nur beim Kochen zerstört, sondern auch durch die Transportvorgänge und die Konservierung.

Spinat als Beispiel, kann bereits innerhalb von nur zwei Tagen fast alle wertvollen Inhaltsstoffe verlieren. Dies ist auch der Grund, warum viele Menschen unter einem Defizit an Nährstoffen leiden. Aber auch Stresssituationen oder Krankheiten können zu einem deutlichen Mangel an Mikronährstoffen führen.

Eine der wichtigsten Aufgaben der Mikronährstoffe ist die Instandhaltung und auch die Reparatur von unserer DNA. Sie sorgen also für eine gesunde Neubildung unserer Zellen. Liegt allerdings ein Mangel an Vitaminen, Mineralien und Spurenelementen vor, dann können übrigens auch Krebszellen, anstelle der gesunden Zellen gebildet werden. Unser Organismus kann die Mikronährstoffe leider nicht selbst herstellen, weshalb wir auf eine mehr als ausreichende Versorgung achten müssen. Ist eine optimale Ernährung mit Mikronährstoffen nicht möglich, dann sollte auf hochwertige Nahrungsergänzungsmittel ausgewichen werden. Mikronährstoffe haben wirklich unzählige Aufgaben in unserem Körper, nur das Vitamin C allein ist an rund 15.000 Stoffwechselprozessen beteiligt, nicht umsonst wird bei einem Defizit auch unsere DNA sehr anfällig.

<u>Was sind Makronährstoffe?</u>

Makronährstoffe sind ebenfalls sehr wichtig, da unser Körper auf diese Nährstoffe angewiesen ist, um Energie zu gewinnen. Die bekanntesten Makronährstoffe sind Kohlenhydrate, Proteine und auch Fett. Die notwendige Energie für unseren Körper wird bei der Verstoffwechselung freigesetzt. Der Energiegehalt der Nahrungsmittel wird in Joule oder in Kalorien gemessen. Der genaue Energiebedarf für unseren Organismus ist von unterschiedlichen Faktoren abhängig, wie beispielsweise vom Alter und vom Geschlecht, von den körperlichen Aktivitäten, vom Gewicht sowie natürlich auch vom Gesundheitszustand. Im Prinzip setzt sich der Energiebedarf aus dem Grundumsatz (GU) und dem Leistungsumsatz (LU) zusammen sowie aus der Wärmebildung (WB). Beim Grundumsatz handelt es sich um die Menge an Energie, die unser Körper mindestens benötigt, damit alle essenziellen Körperfunktionen aufrechterhalten werden können. Er ist dem Energieverbrauch eines erwachsenen Menschen ähnlich, der sich bei einer konstanten Umgebungstemperatur (mind. 20 bis max. 28 Grad Celsius) in einem kompletten Ruhezustand befindet und die letzte Nahrungsaufnahme zwölf Stunden zurückliegt. Beim Leistungsumsatz allerdings handelt es sich um die benötigte Energie nicht nur für die körperlichen Aktivitäten, sondern auch um den Energieaufwand zur Neubildung von Gewebe. Was die Wärmebildung oder Thermogenese angeht, so ist unser Körper ebenfalls auf Energie dafür angewiesen.

Makronährstoffe sind deshalb ebenfalls unerlässlich, damit unser Organismus funktionieren kann. Allerdings ist unser Körper nicht in der Lage, die gesamte Energie in der Nahrung zu verwerten. Proteine beispielsweise können von unserem Organismus nicht komplett verwendet werden. Man geht davon aus, dass bis zu zehn Prozent der Energie durch die Nahrung auch wieder ausgeschieden wird.

Eiweiß setzt sich aus vielen Aminosäuren zusammen. Dabei handelt es sich um kleine Einzelteile, auf die unser Körper angewiesen ist, damit neue Muskeln aufgebaut werden können und die bestehende Muskulatur erhalten bleibt. Man kann das Eiweiß auch als Grundbaustein für unseren Körper vergleichen. Von den insgesamt 20 Aminosäuren, sind für unseren Körper acht davon lebensnotwendig, es handelt sich dabei also um essenzielle Aminosäuren, die unser Organismus nicht selbst herstellen kann und deshalb über die Nahrung einnehmen muss. Diese Aminosäuren sind Leucin, Lysin, Isoleucin, Methionin, Phenylalanin, Valin sowie Threonin und Tryptophan. Sie sind in hochwertigen eiweißreichen Lebensmitteln enthalten, also in Eiern, Fleisch, Fisch und auch in Milchprodukten.

Bei den Kohlenhydraten handelt es sich um Zucker. Es gibt die Monosaccharide (Einfachzucker), Disaccharide (Zweifachzucker), Oligosaccharide (Mehrfachzucker) und die Polysaccharide oder Vielfachzucker. Unser Körper ist für die Energiegewinnung auf Zucker angewiesen. Monosaccharide und Disaccharide gelangen schnell in unser Blut, weshalb auch die Energie dann schneller zur Verfügung steht. Allerdings handelt es sich bei diesen Kohlenhydraten (oder Zucker) um Makronährstoffe, die nicht nur dick machen, sondern auch zu zahlreichen Krankheiten beitragen können, weshalb Einfach- und Zweifachzucker nur in geringen Mengen verzehrt werden sollten. Empfehlenswert sind die Mehrfachzucker und die Polysaccharide, die beispielsweise in Vollkornprodukten enthalten sind. In diesem Fall wird die Energie langsamer zur Verfügung gestellt, weshalb diese Lebensmittel auch einen besseren Sättigungseffekt aufweisen.

Fett als Makronährstoff ist auch unter dem Namen Lipide bekannt. Es enthält im Vergleich zu Eiweiß oder Kohlenhydraten viel mehr Kalorien. Auch Fette sind in der Regel gute Energielieferanten. Allerdings gibt es auch hier deutliche Unterschiede, die gesättigten Fettsäuren, die einfachen oder zweifach ungesättigten Fettsäuren sowie natürlich auch die mehrfach ungesättigten Fettsäuren. Gesättigte Fettsäuren sind in fetter Wurst, fettem Fleisch, Sahne, Käse und in Fertiglebensmittel enthalten. Sie sollten möglichst gemieden werden. Bei den einfachen oder zweifach ungesättigten Fettsäuren handelt es sich beispielsweise um Avocados oder Nüsse, die zwar ebenfalls sehr kalorienreich sind, aber dafür den Cholesterinspiegel auch senken können. Sie sind in Maßen zu genießen, da sie sehr viele Kalorien enthalten. Die mehrfach ungesättigten Fettsäuren sind die gesündeste Alternative, sie sind für uns lebenswichtig, da sie nicht in unserem Körper produziert werden können. Diese Fette sind insbesondere in pflanzlichen Ölen sowie in fetten Fischen enthalten. Bei den mehrfach ungesättigten Fettsäuren ist vor allem den Omega-3-Fettsäuren den Vorzug zu geben, da es für unsere Stoffwechselvorgänge von großer Bedeutung ist.

Bei Mitochondriopathien wird in unserem Körper aus den konsumierten Kohlenhydraten Laktat für die Energiegewinnung hergestellt, was allerdings wiederum zu einer gestörten ATP-Bildung beiträgt. Damit Energie aus der Glucose hergestellt werden kann, benötigen wir Vitamin B1. In Zucker oder anderen süßen Kohlenhydraten ist dieses wichtige Vitamin aber nicht enthalten. Vitamin B1 unterstützt den Stoffwechsel der Kohlenhydrate, da es für den Glucoseabbau in unseren Zellen notwendig ist. Vor allem die Nerven und auch unser Gehirn sind auf Vitamin B1 angewiesen. Aus diesem Grund wird bei einem Defizit an Mitochondrien oder bei Funktionsstörungen auch eine spezielle Diät empfohlen, bei der auf die ungesunden Kohlenhydrate verzichtet wird. Ratsam bei Mitochondriopathien sind also eine kohlenhydratarme Ernährung wie Low Carb, die Paleo-Diät oder natürlich auch die Logi-Diät.

Die wichtigsten Nährstoffe nicht nur für Mitochondrien

Bei jedem Erschöpfungszustand, sollte man sich erst einmal hinterfragen, ob unser Organismus überhaupt die notwendigen Nährstoffe von uns über die Nahrung erhält, damit er auch wirklich ausreichend Energie bilden kann. Zu den wichtigsten Mikronährstoffen zählen aber auch Vitamine, Spurenelemente, Aminosäuren und andere wichtige Substanzen wie beispielsweise das Coenzym Q10 oder Carnitin.

- Vitamin A
- Vitamin B1
- Vitamin B2
- Vitamin B3
- Vitamin B6
- Vitamin B12
- Vitamin C
- Vitamin D
- Vitamin E
- Vitamin K
- Biotin

- Calcium
- Carnitin
- Coenzym Q10
- Eisen
- Folsäure
- Kalium
- Mangan
- Magnesium
- Omega-3-Fettsäuren
- Schwefel
- Selen
- Zink

<u>Vitamin A</u>

Das Vitamin A oder die Vorstufe Betacarotin ist von großer Bedeutung für den Stoffwechsel der Mitochondrien. Bei einem Defizit ist in den meisten Fällen auch die Aktivität der Mitochondrien gestört, da dieses Vitamin in einer engen Verbindung zu einem wichtigen Enzym der Mitochondrien steht. Ein Mangel an Vitamin A beeinträchtigt aber auch unser Immunsystem, weshalb die Infektgefahr vergrößert wird sowie unsere Sehkraft. Ein Defizit kann übrigens auch zur Nachtblindheit beitragen. Vitamin A unterstützt die Reparatur von Zellschäden, es kann das Zellwachstum fördern, da es einen bedeutenden Einfluss auf unsere Haut hat. Desweiteren ist es sehr wichtig für unsere Knochen und für die Hormonregelung von Östrogen und Testosteron. Vor allem Kinder benötigen Vitamin A für das Wachstum, ansonsten ist es auch an der Verdauung von Eiweiß und Fett beteiligt. Der Bedarf an Vitamin A sollte bei Knochenbrüchen erhöht werden, bei einer vorwiegend eiweißhaltigen oder sehr einseitigen Ernährung, bei Sportlern, älteren Menschen sowie auch bei chronischen Krankheiten und bei Menschen, die einer erhöhten Belastung wie beispielsweise Stress oder Nikotinkonsum ausgesetzt sind.

Bei Patienten mit Diabetes oder mit einer Schilddrüsenüberfunktion kann Vitamin A nur sehr schlecht hergestellt werden, weshalb bei diesen Krankheitsfällen eine Nahrungsmittelergänzung ratsam sein kann. Die empfohlene Zufuhr liegt bei gesunden Erwachsenen bei einem Milligramm Vitamin A. Es ist in der Milch und in der Butter enthalten, im Eigelb, Fisch sowie auch in Rinderleber. Betacarotin ist ein Pro-Vitamin, also die Vorstufe vom Vitamin A. Es ist in Karotten enthalten, in Grünkohl, Kürbis und Spinat sowie auch in Aprikosen. Ein Defizit kann sich in trockener Haut, Augen und Haaren ausdrücken, durch Haarausfall und brüchige Nägel, Blutarmut und Appetitlosigkeit. Aber auch unser Geruchssinn und Tastsinn kann durch einen Vitamin-A-Mangel deutlich beeinträchtigt werden.

<u>Vitamin B1</u>

Es ist allgemein bekannt, dass Vitamine B sehr gut für die Nerven sind. Das wasserlösliche Vitamin B1 ist auch unter dem Namen Thiamin bekannt. Es ist in größeren Mengen in Vollkornprodukten enthalten, also im Vollkornbrot und Haferflocken. Aber auch Hülsenfrüchte wie Bohnen, Erbsen und Linsen sind gute Vitamin-B1-Lieferanten. Ansonsten ist es auch in Schweinefleisch enthalten sowie in Thunfisch, in Walnüssen, Spargel, Spinat und in Kartoffeln. Der Tagesbedarf liegt bei gesunden Erwachsenen bei ca. einem Milligramm. Auch in diesem Fall liegt bei chronisch Kranken ein deutlich höherer Bedarf vor. Aber auch bei einer einseitigen Ernährung, bei hohem Kaffeekonsum und Alkohol- oder Nikotinabhängigkeit sind größere Mengen notwendig, da dieses Vitamin aus der Nahrung ansonsten nicht vollständig verwertet werden kann. Ein Mangel an Vitamin B1 drückt sich übrigens durch Müdigkeit und einem Nachlassen der Leistungsfähigkeit aus.

Vitamin B1 spielt eine wichtige Rolle bei unserem Energiestoffwechsel, weshalb bei Funktionsstörungen der Mitochondrien in den meisten Fällen eine erhöhte Dosierung notwendig ist. Alle Zellsysteme in unserem Organismus, die Glucose für die Energiegewinnung benötigen, haben einen hohen Bedarf an Vitamin B1 oder an Thiamin. Es hat auch einen entscheidenden Einfluss auf unser Nervensystem. Da unser Körper über so gut wie keine Möglichkeit verfügt, dieses wichtige Vitamin zu speichern, ist eine ausreichende und vor allem auch regelmäßige Zufuhr notwendig. Übrigens ist ein Defizit von Vitamin B1 häufig bei Diabetikern der Fall, bei Patienten mit Herzinsuffizienz sowie auch bei Patienten mit Alzheimer oder anderen Demenzkrankheiten.

<u>Vitamin B2</u>

Vitamin B2 ist auch unter dem Namen Riboflavin oder Lactoflavin bekannt. Es ist für die Nahrungsumwandlung in Energie sehr wichtig sowie auch für zahlreiche Funktionen unseres Nervensystems. Vitamin B2 ist fast überall in unseren Körperzellen vorhanden, größere Mengen befinden sich im Herz, in der Leber und auch in den Nieren. Es sorgt für unser psychisches Gleichgewicht, für das Sehvermögen, für die Erhaltung der roten Blutkörperchen und für zahlreiche Stoffwechselvorgänge. Ein Mangel an Vitamin B2 trägt zu Schwäche und Erschöpfungszuständen bei, zu trockenen Lippen, eingerissenen Mundwinkeln, zu fettiger oder schuppiger Haut sowie auch zu einer deutlichen Verfärbung der Zunge und der Mundschleimhäute. Ein Defizit von Vitamin B2 kann auf eine unausgewogene Ernährung zurückzuführen sein, auf einen hohen Konsum von Nikotin, Alkohol, Kaffee oder auch von Zucker, auf eine gestörte Darmflora, Stress, Medikamenteneinnahme sowie natürlich auch aufgrund von Krankheiten. Vitamin B2 ist in Vollkornprodukten zu finden, in Eiern, Milchprodukten, Innereien sowie auch in Nüssen, Samen, Hülsenfrüchten und in Gemüse. Die Bierhefe ist übrigens auch eine sehr gute Vitamin-B2-Quelle. Die empfohlene Zufuhr von Vitamin B2 liegt bei gesunden Menschen zwischen 1,2 und 1,4 Milligramm.

Vitamin B2 oder Riboflavin kann bei Migräne helfen, da bei diesem Problem in der Regel ein gestörter Energiestoffwechsel vorliegt, von dem dann natürlich auch die Mitochondrien betroffen sind. Ist für unser kleines Zellenkraftwerk dieses wichtige Vitamin nicht vorhanden, dann kann es auch nicht mehr richtig arbeiten. Die Beschwerden werden in den meisten Fällen schnell bei einer Zufuhr von Vitamin B2, Coenyzm Q10 und Magnesium gelindert. Für die Behandlung von Migräne allerdings ist meistens sogar eine Dosierung bis zu 400 Milligramm erforderlich.

Vitamin B3

Vitamin B3 kann ebenfalls für die Mitochondrien von großer Bedeutung sein. Es ist auch unter dem Namen Nicotinsäure oder Niacin bekannt. Unser Körper kann dieses Vitamin mit ausreichend Eiweiß selbst herstellen. Es ist in allen lebenden Zellen enthalten und notwendig für unsere Energieversorgung, da es einen deutlichen Einfluss auf unseren Stoffwechsel hat. Vor allem im Fettgewebe, in der Leber und auch in den Nieren ist bei einem gesunden Menschen sehr viel Vitamin B3 enthalten. Niacin hat eine gefäßerweiternde, cholesterinsenkende und konzentrationsfördernde Wirkung. Aber auch die Neurotransmitter, also die Botenstoffe in unserem Gehirn, werden durch das Vitamin B3 gebildet. Es spielt auch eine wichtige Rolle für unsere Haut und Muskeln sowie um die DNA zu regenerieren. Niacin kommt übrigens auch zusammen mit Vitamin C bei der Behandlung von Schizophrenie zum Einsatz, ansonsten kann Niacin angeblich auch die Entstehung von Diabetes Typ 1 verringern.

Ein Mangel an Vitamin 3 kann sich durch Müdigkeit, Reizbarkeit, Schlaflosigkeit, Übelkeit, Schwindel, depressive Verstimmung, Gewichtsabnahme und durch Demenz ausdrücken. Obwohl unser Körper die Nicotinsäure durchaus selbst herstellen kann, sind wir trotzdem auf die Nahrungsaufnahme angewiesen. Der tägliche Bedarf an Vitamin B3 liegt bei 15 Milligramm, was sich beispielsweise durch nur 100 Gramm Kalbsleber oder 200 Gramm Rindfleisch ziemlich leicht ausgleichen lässt. Ansonsten ist Niacin auch in Weizenvollkorn enthalten, in Erbsen, Kartoffeln und Obst. Wie bei den anderen Nährstoffen auch, ist bei chronischen Krankheiten, Stress, bei einem gestörten Verdauungssystem oder bei einer beeinträchtigten Darmflora, ein höherer Bedarf notwendig. Übrigens konnten Wissenschaftler der NASA nachweisen, dass dieses wichtig Vitamin im All entstanden ist und angeblich durch Asteroiden und Kometen auf die Erde gelangte.

Vitamin B6

Das wasserlösliche Vitamin B6 ist auch unter dem Namen Pyridoxin bekannt und spielt eine wichtige Rolle beim Stoffwechsel von Eiweiß sowie auch von unserem zentralen Nervensystem. Es ist für unser Immunsystem von großer Bedeutung, für die Gallensäure und auch für die Hämoglobinbildung, also für den roten Blutfarbstoff. Vitamin B6 stärkt unsere Nerven und kann auch die Hormonaktivitäten beeinflussen. Es ist in Fleisch, Fisch, Gemüse, Obst, Nüssen und in Vollkornprodukten enthalten, weshalb ein Mangel eigentlich selten ist. Allerdings kann auch die Wirkung von diesem wichtigen Vitamin durch Sonnenstrahlen oder Hitze deutlich beeinträchtigt werden. Zu einem Defizit kommt es in der Regel nur bei chronischen Verdauungsstörungen oder häufigen Infekten, bei chronischen Erkrankungen wie beispielsweise Diabetes oder Asthma sowie auch bei langfristiger Medikamenteneinnahme oder bei übermäßigem Kaffee-, Nikotin- und Alkoholkonsum.

Der empfohlene Tagesbedarf von Vitamin B6 liegt zwischen 1,2 und 1,6 Milligramm, was bei einer gesunden und ausgeglichenen Ernährung in der Regel auch problemlos gedeckt werden kann. Symptome für einen Mangel an Vitamin B6 können Durchfall sein, Erbrechen, häufige Mund- und Lippenentzündungen sowie auch schuppende Haut. Allerdings sollte Vitamin B6 auf keinen Fall unkontrolliert in Form von Nahrungsergänzungsmitteln eingenommen werden, da eine Überdosierung auch negative Folgen haben kann. Dazu zählen Hautausschläge, eine extreme Empfindlichkeit gegenüber Sonnenlicht sowie auch noch andere Nervenstörungen. Bei der Mitochondrien-Therapie ist deshalb eine genaue Laboruntersuchung notwendig, die feststellt, ob auch wirklich ein Mangel an Vitamin B6 vorhanden ist und in welcher genauen Dosierung es verabreicht werden muss. Es kann übrigens die Demenzentwicklung nachhaltig bremsen. Ansonsten kommt Vitamin B6 auch erfolgreich bei ADHS und bei Osteoporose zum Einsatz.

<u>Vitamin B12</u>

Das Vitamin B12 ist ausschließlich in tierischen Lebensmitteln enthalten, da es von Pflanzen nicht hergestellt werden kann. Vitamin B12 spielt deshalb bei Veganern eine wichtige Rolle, weshalb sie gegebenenfalls auch auf eine geeignete Supplementierung achten sollten. Dieses Vitamin hat eine sehr wichtige Bedeutung für unser Nervensystem, für den Eiweißstoffwechsel sowie auch für die Herstellung der roten Blutkörperchen. Allerdings kann dieser wichtige Nährstoff auch das Zellwachstum und die Zellteilung beeinflussen. Vitamin B12 schützt unter anderem auch unser Herz-Kreislauf-System, da es in unserem Organismus eine schädliche Aminosäure umwandelt, wodurch wir vor zahlreichen Krankheiten wie Arteriosklerose geschützt werden. Das Vitamin B12 oder Cobalamin wie es auch genannt wird, ist für unser Gehirn notwendig. Man geht davon aus, dass ein Mangel zu Demenzerkrankung führen kann. Ein leichtes Defizit führt aber auch zu Schwäche, Müdigkeit, Stimmungsschwankungen, Infektanfälligkeit und zu depressiver Verstimmung. Bei dem Vitamin B12 handelt es sich um ein essenzielles wasserlösliches Vitamin, was also nicht in unserem Körper produziert werden kann. Allerdings wird es in der Leber gespeichert, bei einem kurzfristigen Mangel kann unser Organismus also auf diese Vorräte zurückgreifen. Mangelsymptome können sich übrigens schon frühzeitig bemerkbar machen, also noch bevor der Speicher vollständig entleert ist. Ist dies der Fall, dann treten in der Regel auch taube Gliedmaßen auf, ein unangenehmes Kribbeln oder Lähmungen, Nervenschmerzen, Koordinationsstörungen, Depressionen und auch Demenz.

Obwohl wir im Prinzip nicht auf große Mengen von Vitamin B12 angewiesen sind, spielt es trotzdem eine sehr wichtige Rolle bei der Energieproduktion der Mitochondrien, der DNA-Synthese, beim Aufbau unserer Zellmembranen sowie auch als Nervenschutz. Der empfohlene tägliche Bedarf an Vitamin B12 liegt bei ca. drei Milligramm, er kann hervorragend durch beispielsweise drei Eier gedeckt werden, einen halben Liter Milch oder durch eine Portion Käse oder Rindfleisch. Auch die Leber enthält übrigens größere Mengen an Vitamin B12. Bei den meisten Mitochondrien-Patienten kommt Vitamin B12 erfolgreich zum Einsatz, vor allem dann, wenn sie unter chronischen Magen- und Darmbeschwerden leiden. Allerdings wird in den meisten Fällen auch eine sehr hohe Dosis verabreicht, zumindest bei Beginn der Mitochondrien-Behandlung, wobei meistens auch noch Folsäure und Biotin mit verabreicht werden.

<u>Vitamin C</u>

Vitamin C ist ein sogenanntes Multitalent, da es nicht nur zu einem gestärkten Immunsystem beiträgt, sondern auch noch zahlreiche wichtige Vorgänge in unserem Körper erledigt. Vitamin C oder Ascorbinsäure ist ein sehr gutes Antioxidationsmittel, da es die schädlichen freien Radikale direkt in den Zellen abfangen kann. Auch trägt es optimal zum Schutz unserer Blutgefäße bei, so dass sich in den Arterien keine Schlacken anlagern können. Das Blut wird durch Vitamin C dünnflüssig gehalten. Es ist also ein hervorragender Nährstoff, der uns vor sehr vielen Krankheiten schützen kann. Vitamin C ist behilflich, die Aufnahme von Eisen und Calcium zu verbessern, aber auch auf die Bildung von Adrenalin, Carnitin, Cortisol und Kollagen hat dieses wasserlösliche Vitamin einen guten Einfluss.

Vitamin C ist in unserem Körper im Gehirn enthalten, in den weißen Blutkörperchen, in den Augenlinsen, der Lunge und Leber und in der Milz. Da es wasserlöslich ist, zerfällt es auch sehr schnell. In unserem Organismus ist es laufend im Einsatz, weshalb der vorhandene Vorrat in der Regel auch sehr schnell wieder verbraucht ist. Der tägliche Bedarf liegt bei 100 Milligramm pro Tag, was in etwa zwei Orangen ausmacht. Es ist deshalb empfehlenswert, mehrmals am Tag Vitamin C in frischen Lebensmitteln zu verzehren. Dies ist übrigens auch für die Raucher ratsam, da sie verständlicherweise über die Zigaretten auch viel mehr Schadstoffe aufnehmen und der Organismus deshalb für den Abbau auch viel mehr Vitamin C benötigt. Aber auch bei Stress oder Krankheiten sollte möglichst viel auf dieses sehr wichtige Vitamin geachtet werden. Vitamin C kann sogar die Krebszellen töten, wenn es intravenös in einer hohen Konzentration verabreicht wird. Es wird übrigens auch für Entgiftungsvorgänge benötigt. Vitamin C ist in größeren Mengen in den roten Paprika enthalten, in Kiwis, Orangen und roten Johannisbeeren sowie auch im Feldsalat. Bei einer gezielten Mitochondrien-Therapie kommt eine höhere Dosis zum Einsatz, je nach Krankheitsbild liegen die Richtwerte bei zwei Einnahmen von 500 Milligramm Vitamin C pro Tag.

Vitamin D

Das Vitamin D wurde jahrelang überhaupt nicht beachtet, nicht umsonst leidet fast jeder Deutsche an einem Defizit. Allerdings handelt es sich dabei nicht direkt um ein Vitamin, sondern um eine Vorstufe eines Hormons. Durch die Sonneneinstrahlung auf die Haut, ist unser Organismus in der Lage, durch unsere Zellen diesen Nährstoff selbst herzustellen. Vitamin D stärkt die Muskeln und reguliert auch unseren Stoffwechsel in Hinsicht auf Phosphat und Kalium. Ein großer Mangel kann zu Rachitis führen, ansonsten kann aber auch eine allgemeine Müdigkeit auf ein Defizit hinweisen sowie eine schlechte Wundheilung, Rückenschmerzen oder Knochenschmerzen, chronische Verstimmung und auch eine große Anfälligkeit für Infekte. Wird nicht auf eine ausreichende Versorgung mit diesem sogenannten Sonnenvitamin geachtet und ein vorhandener Mangel nicht behoben, dann kann dies zu Depressionen führen, zu Fibromyalgie und auch zu anderen chronischen Krankheiten. Ein Defizit ist übrigens häufig auch bei Asthma-, Demenzkranken und Diabetespatienten der Fall. Aber auch bei Osteoporose, Multiple Sklerose und bei ADHS spielt Vitamin D eine wichtige Rolle. Angeblich ist es sogar in der Lage, das ungesunde Zellwachstum bei Krebs zu verhindern, da es in jeder Zelle gebildet werden kann.

Die Wirkung von Vitamin D ist allerdings sehr abhängig von unserer Versorgung mit Magnesium, da es ohne dieses wichtige Mineral nicht in die aktive Form umgewandelt wird. Es ist deshalb sehr wichtig, auch auf eine ausreichende Magnesiumzufuhr zu achten, da ansonsten die erwartete Wirkung ausbleibt. Auch kann Vitamin D in einer hohen Dosierung noch zusätzlich zu einem Magnesiummangel beitragen. Dies ist auch der Grund, warum bei der Nährstoffmedizin und der Mitochondrientherapie verstärkt auf Magnesium geachtet wird. Vitamin D ist unter anderem in Fisch enthalten und in der Milch. Es ist aber ratsam, sich an schönen Sonnentagen viel draußen aufzuhalten, um ausreichend Vitamin D aufzunehmen.

<u>Vitamin E</u>

Das Vitamin E ist auch als sogenanntes Hautvitamin oder Anti-Aging-Vitamin bekannt. Allerdings handelt es sich dabei eher um fettlösliche Substanzen, die wir über die Nahrung aufnehmen müssen, da unser Körper nicht in der Lage ist, diese selbst zu produzieren. Im Prinzip ist Vitamin E aber kein einzelner Nährstoff, sondern eine Familie oder eine besondere Gruppe Antioxidantien, von denen bis jetzt 16 Mitglieder offiziell bekannt sind und die eine unterschiedliche Wirkung aufweisen. Fest steht allerdings, dass es sich dabei um besonders kräftige Antioxidantien handelt, die unseren Körper hervorragend gegen die freien Radikale schützen. Je mehr wir dem Angriff von freien Radikalen ausgesetzt sind, desto mehr drückt sich das durch Augenprobleme, Faltenbildung und allerlei Krankheiten aus, unter anderem auch durch eine gestörte Mitochondrienfunktion. Wissenschaftler gehen davon aus, dass nur eine einzige Zelle in unserem Körper täglich etwa 10.000 schädlichen Angriffen ausgesetzt ist, je mehr Zellen dabei wegsterben, desto eher machen sich dann auch die Symptome bemerkbar. Vitamin E ist mit einem Alleskönner vergleichbar, da es nicht nur für schöne Haut und Haare sorgt, sondern auch die Wundheilung positiv beeinflusst, gegen Unfruchtbarkeit hilft und auch die Cholesterinwerte regulieren kann. Aber auch für unsere Gehirnfunktion ist Vitamin E von großer Bedeutung. Nicht umsonst kommt es bereits bei Krankheiten wie Alzheimer oder Diabetes erfolgreich zum Einsatz.

Der übermäßige Konsum von Genussmitteln, eine langfristige Medikamenteneinnahme, schwere körperliche Arbeit, übermäßiger Sport, Stress oder andere psychische Belastungen können zu einem Mangel an Vitamin E für die Zellfunktionen führen. Vitamin E ist vorwiegend in Nüssen und Pflanzenölen wie Olivenöl, Sonnenblumenöl oder Distelöl enthalten. Aber auch Butter, Margarine, Nüsse, Getreide und einige Gemüsesorten wie Karotten, Brokkoli oder Rosenkohl sind gute Vitamin-E-Lieferanten. Die empfohlene Dosis liegt zwischen 12 und 14 Milligramm, weshalb bei gesunden Menschen mit einer ausgewogenen Ernährung auch in der Regel keine Gefahr einer Unterversorgung besteht. Vitamin E ist allerdings ebenfalls zum Schutz der Mitochondrien sehr wichtig, da es eine ausgezeichnete antioxidative Wirkung hat.

<u>Vitamin K</u>

Obwohl Vitamin K in zahlreichen Lebensmitteln enthalten ist, ist dieses fettlösliche Vitamin nur sehr wenigen Menschen bekannt. Allerdings wird hier zwischen Vitamin K1, dem Vitamin K2 und K3 unterschieden. Bei Vitamin K3 handelt es sich eher um ein synthetisches Vitamin, da es erst in unserem Körper zu seiner aktiven Form verwandelt wird. Vitamin K1 hingegen ist für seinen Einfluss auf die Blutgerinnung bekannt, weshalb bei Störungen auch öfter Vitamin K1 in Form von Injektionen zum Einsatz kommt. Vitamin K2 allerdings kann in unserem Blut den Calciumspiegel regulieren, Ablagerungen in den Gefäßen verhindern, Verkalkungen rückgängig machen und auch vor Herzerkrankungen schützen. Aber auch unsere Knochen sind auf Vitamin K angewiesen, zusammen mit Vitamin D und dem Calcium. Calcium kann erst über das Vitamin K so richtig zum Einsatz kommen. Ein Mangel an diesem Vitamin kann zu einem erhöhten Risiko von Osteoporose führen und auch zu der Ablagerung in den Gefäßen, da das Calcium nicht mehr richtig verwertet und dadurch die Blutgefäße verstopft werden. Ein Defizit trägt gegebenenfalls zu einem erhöhtem Blutungsrisiko bei.

Vitamin K und speziell das Vitamin K2 sind vorwiegend in tierischen und fermentierten Lebensmitteln enthalten, also im Sauerkraut, in japanischen Soja-Produkten sowie auch in Leber, Käse und in Butter. Vitamin K 1 ist übrigens auch im Traubenkernöl vorhanden. Der tägliche Bedarf von rund 60 bis 80 Milligramm Vitamin K lässt sich in der Regel problemlos durch eine ausgeglichene Ernährung decken. Probleme gibt es allerdings, wenn Darmbeschwerden auftreten, da dieses Vitamin aus den Darmbakterien hergestellt wird. Vitamin K ist übrigens auch an den Zellprozessen beteiligt sowie auch an Regenerationsprozessen der Augen, Nervenzellen, Leber, Nieren und der Blutgefäße. Dabei wird klar, dass Vitamin K ebenfalls für unsere Gesundheit eine große Rolle spielt. Allerdings sollte bei Patienten mit Thromboserisiko die Vitamin-K-Dosierung oder Zufuhr unbedingt reduziert werden. Bei geschädigten Mitochondrien wird es meistens nur zusammen mit Vitamin D empfohlen.

Biotin

Biotin zählt eigentlich zu den B-Vitaminen, weshalb es in der Medizin auch als Vitamin B7 bezeichnet wird. Biotin ist vorwiegend als Nahrungsergänzungsmittel für schöne Fingernägel, Haut und Haare bekannt. Allerdings ist Biotin für unseren Körper sehr wichtig, da es an bedeutenden Stoffwechselreaktionen mit beteiligt ist. Ein Mangel an Biotin während der Schwangerschaft kann übrigens zu einer Missbildung vom ungeborenem Kind führen, woran deutlich ersichtlich wird, dass es sich hier um weit mehr handelt, als nur um schöne Haare oder Nägel. Biotin spielt auch eine sehr wichtige Rolle für unseren Zellkern, damit die im Erbgut enthaltenen Informationen auch wirklich in korrekter Form umgesetzt werden können. Biotin kommt deshalb in der Mitochondriopathie häufig zusammen mit dem Coenzym Q10 und anderen Nährstoffen zum Einsatz. Ein Defizit kann zu einer Farbveränderung der Haare beitragen, zu Haarausfall, Hautveränderungen, Muskelschmerzen, hohen Cholesterinwerten, Appetitlosigkeit, Übelkeit, zu gestörten Herzfunktionen, zu einer höheren Infektanfälligkeit sowie auch zu bedeutenden Stoffwechselveränderungen.

Biotin ist in zahlreichen Lebensmitteln vorhanden, darunter in Tomaten, Spinat, Sojabohnen, Rinderleber, im Fisch und im Eigelb sowie auch in Bananen und in der Milch. Ein unausgeglichener Säure-Basen-Haushalt kann übrigens zu einem Defizit beitragen, da ein saures Zellmilieu noch weiter zur Zerstörung von Biotin in unserem Körper beiträgt. Das saure Zellenmilieu ist in der Regel auf eine ungesunde Ernährungsweise mit sehr vielen Kohlenhydraten und tierischem

Eiweiß zurückzuführen. Die empfohlene tägliche Dosis von diesem Wirkstoff liegt bei ca. 180 Mikrogramm bei gesunden Menschen.

Calcium

Calcium ist nicht nur für unsere Knochen notwendig. Dieser lebenswichtige Mineralstoff spielt auch eine große Rolle bei den Zellfunktionen, bei verschiedenen Stoffwechselvorgängen, bei der Muskelarbeit und der Blutgerinnung sowie auch beim Herzrhythmus. In unserem Körper befindet sich durchschnittlich ein Kilogramm Calcium, der größte Teil ist in den Knochen und Zähnen enthalten. Sehr geringe Mengen finden sich in gelöster Form im Blut und in unserem Gewebe. Allerdings ist unser Organismus nicht in der Lage, diesen Mineralstoff selbst herzustellen. Der Verlust durch Urin, Stuhlgang und Schweiß muss also durch die Nahrungsaufnahme wieder ausgeglichen werden. In der Regel geht man davon aus, dass 1.000 bis 1.200 Milligramm Calcium pro Tag ausreichend sind, was in etwa vier Gläser Milch enthalten ist. Allerdings kann ein Calciummangel auf Störungen der Nebenschilddrüsen zurückzuführen sein, auf einen Mangel an Vitamin D und Magnesium oder auch auf häufige Magen- und Darmbeschwerden. Aber auch Nahrungsmittelunverträglichkeiten, chronische Krankheiten oder die Medikamenteneinnahme können die Ursache für ein Defizit sein.

Ein Calciummangel ist also durchaus keine Seltenheit, da man als „gesundheitsbewusster Mensch" eher auf eine gute Calciumzufuhr achtet, aber dafür das wichtige Vitamin D oder Magnesium außer Acht lässt. Aber auch im zunehmenden Alter kann eine erhöhte Calciumzufuhr notwendig sein, da die Knochendichte abnimmt. Mögliche Symptome für einen Calciummangel sind brüchige Nägel, trockene Haut, Haarausfall, Muskelkrämpfe, Kribbeln unter der Haut, Taubeheitsgefühle in den Gliedern, niedriger Blutdruck, Verdauungsstörungen und auch Herzrhythmusstörungen. Desweiteren kann der Calciummangel auch zu Osteoporose führen, zu Sehstörungen, Allergien, häufigen Infekten sowie auch zu psychischen Störungen und Erschöpfungszuständen. Für unsere Zellorgane sind übrigens die Mitochondrien mit einem zusätzlichen Speicher von Calcium vergleichbar, weshalb dieses lebenswichtige Mineral sehr häufig bei der Therapie zum Einsatz kommt. Calcium ist in Milch und Milchprodukten enthalten, im Mineralwasser, in Gemüse, Nüssen und Samen sowie auch in frischen Kräutern und im Obst. Calcium für die Knochen ist aber im Prinzip nur dann nützlich, wenn auch wirklich auf ausreichend Bewegung geachtet wird. Erst durch den Bewegungsreiz der Knochenzellen wird das Calcium für den Knochenaufbau oder für eine bessere Versorgung zur Verfügung gestellt.

Carnitin

Carnitin oder L-Carnitin ist ebenfalls ein wichtiger Bestandteil der Nährstoffmedizin. Dabei handelt es sich um einen vitaminähnlichen Nährstoff, der aus Aminosäuren synthetisiert wird. L-Carnitin ist für uns von großer Bedeutung, da es beim Abnehmen hilft und die Fettverbrennung aktiviert, die Regenerationsfähigkeit unterstützt und auch eine bessere Energiefreisetzung möglich macht. Angeblich kann L-Carnitin auch die Spermienbildung und die Erektionsfähigkeit deutlich verbessern. Die zentrale Wirkung von diesem Nährstoff ist allerdings der Transport von Fettsäuren zu den Mitochondrien, nicht umsonst sind die Carnitin-Präparate auch als Energiebooster für unseren Körper bekannt. Langkettige Fettsäuren werden durch diesen wichtigen Stoff zum Kraftwerk unserer Zellen befördert, wo sie dann zu Energie verbrannt werden. Es dürfte deshalb auch keine Zweifel geben, warum L-Carnitin ein sehr wichtiger Nährstoff für die Behandlung der Mitochondrien ist.

Carnitin entsteht vereinfacht ausgedrückt aus Lysin und Mehtionin, also aus zwei bedeutenden Aminosäuren. Es ist aber nicht nur für den Fettstoffwechsel notwendig, sondern auch für den Glucosestoffwechsel, da die Insulinempfindlichkeit der Zellen durch das L-Carnitin unterstützt wird. Es wirkt also der Insulinresistenz bei Diabetes Typ 2 gut entgegen. Bei den meisten Patienten mit Diabetes Typ 2 liegt übrigens ein Defizit an L-Carnitin vor. Aber auch die Einnahme von Antibiotika, chronische Darmerkrankungen, Leberbeschwerden und eine einseitige Ernährung können zu einem Mangel beitragen. Dieser vitaminähnliche Nährstoff kann vorwiegend über rotes Fleisch verwertet werden, da im Geflügel oder in pflanzlichen Lebensmitteln fast kein Carnitin enthalten ist. Desweiteren ist unser Organismus auch auf Eisen und andere Vitamine angewiesen, um es besser synthetisieren zu können.

Was den täglichen empfohlenen Bedarf an Carnitin angeht, so liegt dieser durchschnittlich bei ca. 30 Milligramm täglich, wobei Veganer allerdings in der Regel auf Nahrungsergänzungsmittel angewiesen sind. Carnitin kann zusammen mit dem Coenzym Q10 Gedächtnisstörungen verbessern, da natürlich auch die Nervenzellen von einem besseren Energiestoffwechsel profitieren können. Bei der Behandlung von Mitochondrien kann die empfohlene Dosis übrigens bei über 200

Milligramm täglich liegen, um die Gedächtnisleistung zu unterstützen, was zusammen mit anderen Mikronährstoffen bereits in sehr vielen Fällen schon nach wenigen Wochen deutlich erkennbar wird.

Coenzym Q10

Das Coenzym Q10 ist vorwiegend als Anti-Aging-Substanz bekannt, allerdings hat dieser vitaminähnliche Wirkstoff noch weit mehr zu bieten, als angeblich nur den Alterungsprozess zu verzögern. Es wird über die Nahrung aufgenommen und kann aber auch in unserem Körper selbst hergestellt werden. Für unsere Körperzellen ist Q10 eine lebenswichtige Substanz, die in der Atmungskette nicht durch einen anderen Wirkstoff ersetzt werden kann. Es zählt also zu den essenziellen Nährstoffen und ist übrigens auch unter dem Namen Ubichionon bekannt. Das Coenzym Q10 hilft, dass alle Körperteile mit Energie versorgt werden, weshalb es bei der Energieproduktion in unseren Mitochondrien auch eine extrem große Rolle spielt. Im Durchschnitt ist in unserem Körper zwischen 0,5 bis 2 Gramm von diesem Coenzym enthalten, über die Nahrung nehmen wir dann in der Regel noch zusätzlich zwischen 5 und 10 Milligramm davon auf. Q10 ist in größeren Mengen in Pflanzenölen, Samen und Kernen, in Nüssen und Hülsenfrüchten sowie in Fleisch und Fisch enthalten. Aber auch in Kartoffeln, Brokkoli, in Kohl und in den Zwiebeln ist reichlich davon enthalten. Wie bei den meisten anderen Vitalstoffen auch, werden durch übermäßiges Erhitzen die enthaltenen Wirkstoffe zerstört oder deutlich reduziert.

Coenzym Q10 ist aber nicht nur als Biokatalysator für die Mitochondrien ein wichtiger Bestandteil, sondern es ist auch an allen Stoffwechselvorgängen in unserem Körper beteiligt, da unsere Zellen ohne Q10 auch keine Energie herstellen können. Den größten Energiebedarf haben das Herz, die Lunge und auch die Leber, weshalb diese Organe auch die größte Konzentration von diesem Vitalstoff aufweisen. Das Coenzym ist auch noch ein hervorragender Antioxidans und schützt unser Herz-Kreislauf-System vor den freien Radikalen und deshalb auch vor möglichen Zellschäden. Normalerweise stellt unser Körper ausreichend Q10 her, da aber die Herstellung im zunehmenden Alter deutlich nachlässt, kann eine zusätzliche Einnahme empfehlenswert sein, vor allem dann, wenn wir uns einseitig ernähren, nicht auf ausreichend Bewegung achten oder unter häufigen gesundheitlichen Beschwerden leiden.

Das Coenzym Q10 ist in der Medizin sehr häufig eine ausgezeichnete Therapiemaßnahme bei Herzerkrankungen, Bluthochdruck, Diabetes, Migräne, Demenz und bei Parkinson. Aber auch bei Sportlern kommt es gerne zum Einsatz, da es die Ausdauer und die Leistung um bis zu 30 Prozent erhöhen kann. Kein Wunder also, dass Patienten mit einer gestörten Mitochondrienfunktion auch mit dem Coenzym Q10 erfolgreich behandelt werden. Die empfohlene Dosis kann hier durchaus über 100 Milligramm betragen.

<u>Eisen</u>

Eisen ist für unseren Körper ein sehr wichtiges Spurenelement. Da es unser Körper nicht selbst herstellen kann, müssen wir es über die Nahrung aufnehmen. Eisen ist vorwiegend für den Sauerstofftransport im Blut zuständig, aber es ist auch an den meisten Stoffwechselprozessen beteiligt. So gut wie alle Zellen in unserem Körper sind auf Eisen für

Mitochondrien für Anfänger

den Energiehaushalt angewiesen. Liegt ein Defizit vor, dann führt das auf Dauer nicht nur zu Blutarmut, sondern auch zu einer deutlichen Einschränkung unserer Leistungsfähigkeit. Dieses Spurenelement ist für die Zellbildung und Zellatmung von großer Bedeutung. Über die Lunge wird Sauerstoff aufgenommen, der dann mit der Unterstützung von Eisen an das Hämoglobin gebunden wird, also an den roten Blutfarbstoff. Es wird dann im ganzen Körper verteilt, damit unsere Zellen Energie herstellen können. Auch für die Muskeln ist Eisen wichtig, damit sie ebenfalls mit ausreichend Sauerstoff versorgt werden können.

In unserem Körper sind übrigens ca. 25 Billionen von den roten Blutkörperchen vorhanden. Sie werden in unserem Knochenmark produziert und dienen uns bis zu drei Monate als Sauerstofflieferant, bevor sie dann wieder ersetzt werden. In nur 24 Stunden ist unser Knochenmark in der Lage, 170 Milliarden davon wieder herzustellen, hierfür ist allerdings ausreichend Eisen unerlässlich. Die empfohlene Eisenzufuhr liegt bei durchschnittlich zehn Milligramm täglich, Frauen im gebärfähigen Alter haben einen etwas höheren Bedarf durch ihre Monatsblutungen. Eisen ist vorwiegend im Fleisch, in der Leber, Blutwurst sowie auch in Hülsenfrüchten und Spinat vorhanden. Allerdings wird die Aufnahme durch den Verzehr von Rotwein, Tee, Kaffee, Milch- und Weißmehlprodukten sowie auch durch Haferflocken verringert. Ein Eisenmangel macht sich durch ständige Müdigkeit bemerkbar, Kopfschmerzen, Konzentrationsstörungen, Leistungsabfall, brüchige Nägel, Haarausfall sowie auch durch veränderte Stimmungslagen. Vitamin C allerdings kann die Eisenaufnahme gut unterstützen. Nicht in jedem Fall ist bei der Mitochondrienbehandlung eine zusätzliche Eisenaufnahme empfehlenswert, da es in der Regel nur dann eingesetzt wird, wenn auch ein deutliches Defizit vorhanden ist und Folsäure allein zur Behandlung nicht ausreichend ist.

Folsäure

Die Folsäure zählt zu den B-Vitaminen und ist auch unter dem Namen Folat, Pteroyglutamat oder Vitamin B9 bekannt. Sie spielt bei der Blutbildung eine wichtige Rolle sowie auch bei Zellteilungsprozessen. In der Schwangerschaft ist Folsäure extrem wichtig, da ein Defizit beim Embryo zu schweren Nerven- und Entwicklungsstörungen führen kann. Dieses wasserlösliche Vitamin ist vorwiegend im Blattgemüse enthalten, in Kohlgemüse, Auberginen, Hülsenfrüchten, Eigelb, Vollkornprodukten, Nüssen, Weizenkeimen und in Sojabohnen. Folsäure kommt auch in einigen Obstsorten vor wie z. B. in Erdbeeren, Mangos, Sauerkirschen und in Trauben. Da es allerdings auch hitzeempfindlich ist, gehen die Wirkstoffe zum größten Teil verloren, was natürlich auch bei der industriellen Verarbeitung der Lebensmittel meistens der Fall ist.

Die Folsäure ist an der Zellteilung stark beteiligt, da sie vorwiegend im Zelleninneren aktiv ist und deshalb auch an der Bildung der DNA (der Erbsubstanz) mit teilnimmt. Auch spielt dieses Vitamin eine wichtige Rolle bei den Regenerationsprozessen und beim Wachstum. Ein Mangel an Folsäure kann sich durch Magen- und Darmprobleme ausdrücken, durch Hautprobleme, Haarausfall, Atembeschwerden, Konzentrationsschwäche und Leistungsabfall, Anämie, Depression sowie auch durch Schleimhautentzündungen. Die Folsäure soll übrigens das Risiko von Schlaganfällen und Herz-Kreislaufkrankheiten verringern können, wenn sie zusammen mit Vitamin B12 eingenommen wird. Ein Mangel an Folsäure ist auf die Medikamenteneinnahme zurückzuführen, auch auf die Antibabypille, auf chronische Krankheiten sowie natürlich auch auf eine ungesunde Ernährungsweise. Ein Defizit kann aber auch mit einem Mangel an Eisen, Zink, Vitamin B12 und Vitamin C in Verbindung stehen.

Der tägliche Bedarf an Folsäure liegt zwischen 300 und 400 Mikrogramm, bei speziellen Nährstofftherapien kann die empfohlene Dosis auch auf 800 Mikrogramm erhöht werden. In der Regel werden zusammen mit Folsäure hochwertige Vitamin-B Präparate verabreicht.

Kalium

Kalium ist für die Mitochondrien von großer Bedeutung, da dieser Mineralstoff hauptsächlich in unseren Körperzellen vorhanden ist und den Wasserhaushalt reguliert. Es spielt auch bei der Energieproduktion eine wichtige Rolle, bei der Verdauung, bei der Reizweiterleitung der Nerven sowie auch für die Muskeltätigkeiten. Kalium ist aber auch für die Herzmuskelfunktion (zusammen mit Natrium) verantwortlich. Dieser wichtige Mineralstoff befindet sich fast komplett im Zelleninneren, nur etwa zwei Prozent sitzen außerhalb der Zellen. Das positiv geladene Ion sorgt zwischen den Zellen für eine Weiterleitung der Signale. Wichtig ist aber auch, dass Kalium zur Regulierung vom Säure-Basen-Haushalt beiträgt, da es den pH-Wert regulieren kann und auch einen Einfluss auf die Blutdruckregulierung hat. Dies ist übrigens auch der Grund, warum bei Bluthochdruck mehr Kalium eingenommen werden sollte. Ein Kaliummangel kann lebensgefährlich werden, weshalb die Nahrungsmittelaufnahme sehr wichtig ist. Es ist unter anderem in Bananen enthalten, in Vollkornprodukten, in Pilzen, im Spinat und in Salat, Kartoffeln, Nüssen und auch in Avocados. Der Bedarf liegt bei 2.000 Milligramm täglich, was beispielsweise mit 150 Gramm Weizenkleie oder mit 500 Gramm Gemüse ausgeglichen werden kann. Bei einem hohen Salzkonsum, mangelnder Flüssigkeitszufuhr, verstärktem Schwitzen, durch Magen- und Darmprobleme, häufige Medikamenteneinnahme oder eine einseitige Ernährung, kann ein deutlicher Kaliummangel entstehen. Zu den Symptomen zählen Kopfschmerzen, Müdigkeit, Übelkeit, Schwindelgefühle, Muskelkrämpfe, Kreislaufprobleme und sogar Lähmungserscheinungen. Übrigens können auch Herzrhythmusstörungen eine Folge von einem Defizit an diesem Nährstoff sein.

In der Regel wird überschüssiges Kalium über die Nieren ausgeschieden. Ist die Nierenausscheidung gestört, dann kann es zu Nierenversagen führen sowie auch zu Morbus Addison, also einem Defizit an Mineralkortikoiden. Hohe Kaliumwerte können aber auch auf die Medikamenteneinnahme zurückzuführen sein, wie beispielsweise Ibuprofen oder Diclofenac, Immunsuppressiva, Blutdrucksenker oder auf Cotrimoxazol. Kalium sollte möglichst nur auf ärztliche Anweisung zumindest als Nahrungsmittelergänzungsmittel eingenommen werden, über die Nahrung ist es allerdings unbedenklich. Caliumcitrat wird häufig in einer Dosierung von 300 Milligramm für die gestörten Mitochondrien empfohlen.

<u>Mangan</u>

Mangan ist für unseren Körper ein wichtiges Spurenelement, da es an zahlreichen Prozessen beteiligt ist. In unserem Organismus befinden

Mitochondrien für Anfänger

sich zwischen 10 und 40 Milligramm, wobei fast die Hälfte davon in den Knochen steckt sowie auch intrazellulär in den Mitochondrien. Unser Körper kann kein Mangan herstellen, weshalb es über die Nahrung zugeführt werden muss. Dieses Spurenelement wird für die Bildung vom Knochengewebe und für die Knorpel benötigt, um wichtige Enzyme zu aktivieren, um Glukose bilden zu können sowie auch für die Energieübertragung. Es ist also für den Energiehaushalt unserer Zellen sehr wichtig, da er ohne Mangan komplett zusammenbrechen könnte. Die empfohlene Dosis von Mangan liegt zwischen zwei und fünf Milligramm täglich. Liegt eine Unterversorgung vor, dann kann unser Organismus auch nicht mehr optimal von den vorhandenen Giftstoffen gereinigt werden, da es auch für den Harnstoffzyklus zuständig ist. Das Spurenelement ist übrigens auch noch an der Herstellung von dem Neurotransmitter Dopamin und an Pigmenten beteiligt.

Mangan ist im Getreide enthalten, in grünem Blattgemüse sowie auch in Reis und Hülsenfrüchten. Die Vorkommen in Fleisch oder Fisch sind verhältnismäßig sehr gering. Der Tagesbedarf kann beispielsweise schon mit 50 Gramm Haferflocken gedeckt werden oder mit 150 Gramm Weizenvollkornbrot. Bei einer kohlenhydratreichen und einseitigen Ernährung, bei Stress, Nikotin- und Alkoholkonsum oder auch bei psychischen Störungen, ist eine höhere Dosis empfehlenswert. Dies ist übrigens auch gegeben, wenn Sie Eisenpräparate zu sich nehmen. Unser Körper kann leider nicht das komplette Mangan in den Nahrungsmitteln aufnehmen, auch wird die Einnahme nicht nur durch Eisen beeinträchtigt, sondern auch durch Kalzium und Phosphat. Ein Mangel kann zu Müdigkeit und einem gestörten Haarwachstum führen, zu depressiver Verstimmung, Unruhe, Gewichtsverlust, Gelenkschmerzen sowie auch zu Schwerhörigkeit und Potenzproblemen. Es ist also sehr wichtig, bei einer gesunden Ernährung auch auf Mangan zu achten.

Magnesium

Auch der Mineralstoff Magnesium kann von unserem Körper leider nicht selbst hergestellt werden. Er zählt zu den Elektrolyten und ist an 300 lebenswichtigen Prozessen beteiligt. Magnesium ist wichtig für unser Herz-Kreislauf-System, für die Nervenfunktionen und die Muskeln, für die Stressverarbeitung und das Freisetzen von Botenstoffen und Hormonen sowie auch für den Aufbau der Zähne und Knochen. Aber auch für die Mitochondrien ist Magnesium von großer Bedeutung, da es vorwiegend im Inneren der Körperzellen vorhanden ist und nur in geringen Mengen im Blut. Der empfohlene Tagesbedarf liegt bei ca. 400 Milligramm. Magnesium ist unter anderem in Milch enthalten, in Nüssen und in Vollkornprodukten. Aber auch Fleisch, Fisch, reiner Kakao, grünes Gemüse und einige Obstsorten wie Ananas, Bananen, Beeren, Kiwi und Orangen sind gute Magnesiumquellen, von magnesiumhaltigem Mineralwasser einmal abgesehen.

Der Magnesiumspiegel ist wie bei Vitaminen und anderen Mineralstoffen auch von vielen Faktoren abhängig. Wer sich vorwiegend mit Fast-Food ernährt, viel Tee, Kaffee und Colagetränke zu sich nimmt, kann dadurch einen höheren Magnesiumbedarf haben, wie das auch bei chronischen Krankheiten oder extremen sportlichen Aktivitäten der Fall ist. Bei Stress steigt ebenfalls der Bedarf an diesem Mineralstoff deutlich an.

Ein Magnesiummangel führt nicht nur zu schmerzenden Muskelverspannungen, sondern auch zu Migräne, häufigen Infekten und zu Tinnitus. Ein lang anhaltendes Defizit kann sogar das Risiko von Schlaganfällen und Herzinfarkten erhöhen. Magnesium hat eine entzündungshemmende und entspannende Wirkung und verbessert unsere Leistungsfähigkeit. Ansonsten spielt es auch bei Diabetes eine bedeutende Rolle, da es die Insulinproduktion ankurbelt und die Insulinresistenz der Zellen verringern kann. Aber auch Schlafstörungen und strapazierte Nerven können von Magnesium positiv profitieren. Bei gestörten Mitochondrien wird deshalb in vielen Fällen Magnesiumcitrat vor allem am Abend empfohlen, damit die Patienten besser schlafen können.

Omega-3-Fettsäuren

Die Omega-3-Fettsäuren sind vorwiegend für die positive Wirkung auf das Herz bekannt, aber auch bei den Mitochondrien spielen sie eine wichtige Rolle. Sie zählen zu den mehrfach ungesättigten Fettsäuren und sind für unseren Körper lebensnotwendig, da sie nicht in unserem Organismus hergestellt werden können. Omega-3-Fettsäuren sind für unseren Stoffwechsel unerlässlich sowie auch als Energieträger. Sie zählen zu den gesunden Fetten, die in Seefischen, Pflanzenölen und auch in Nüssen enthalten sind. Omega-3-Fettsäuren sind in einer gesunden Ernährung deshalb auch ein wichtiger Bestandteil, da wir in der Regel nur selten Fisch zu uns nehmen. Die gesunden Fettsäuren spielen eine bedeutende Rolle beim Zellstoffwechsel, für die Hormonproduktion, Gehirnfunktion, für die Herzgesundheit, die Sehkraft und auch für die Versorgung unserer Gelenke mit dem notwendigen Schmierstoff. Desweiteren können die Omega-3-Fettsäuren vor Infektionskrankheiten schützen und die körpereigenen Abwehrzellen stärken. Daraus wird auch für Laien deutlich ersichtlich, welche Rolle diese wertvollen Fettsäuren für unsere Mitochondrien spielen.

Omega-3-Fettsäuren schützen in den Zellen auch unsere Erbinfektionen, weshalb sie auch der vorzeitigen Zellalterung vorbeugen und deshalb auch das Risiko für Demenz reduzieren können. Da auch die Fließeigenschaften des Blutes verbessert werden, verringert sich auch das Thromboserisiko. Omega-3-Fettsäuren sind für unseren Organismus extrem wertvoll, da sie auch noch entzündungshemmend sind und unsere Augen schützen. Zu den aktivsten Fettsäuren zählen die Eicosapentaensäure (EPA) und die Docosahexaensäure (DHA), die vorwiegend in fettreichen Fischsorten wie Thunfisch, Lachs oder Sardinen enthalten sind. Die Alpha-Linolensäure ist mit einer Art Vorstufe von den anderen beiden Säuren zu vergleichen, die in pflanzlichen Ölen und Fetten enthalten ist. Daraus können dann in unserem Körper die anderen beiden Säuren gebildet werden. Die DHA ist übrigens ein sehr wichtiger Bestandteil der Netzhaut von unseren Augen und auch von unserem Gehirn. Dies ist auch der Grund, warum schon während der Schwangerschaft auf eine ausreichende Zufuhr geachtet werden muss.

Die empfohlene Dosis von Omega-3-Fettsäuren liegt bei ca. 0,5 Gramm täglich, bei Herz-Kreislauf-Problemen sollte die Zufuhr mindestens das Doppelte betragen. In der Mitochondrien-Therapie kommen in der Regel Dosierungen von 1.000 Milligramm pro Tag erfolgreich zum Einsatz, wobei schon nach drei bis vier Wochen je nach

Krankheitsbild die Dosis reduziert werden kann.

<u>Schwefel</u>

Schwefel ist ein Mineralstoff, der bei der Entgiftung eine große Rolle spielt sowie auch beim Stoffwechsel von Eiweiß. Er kommt in Aminosäuren vor, aus denen dann unsere körpereigenen Proteine oder Enzyme produziert werden können. Schwefel oder Sulfur wird für lebensnotwendige Prozesse benötigt, es stellt nicht nur unser eigenes Eiweiß her, sondern auch Hormone, es stärkt unser Immunsystem und kann Gewebe und Zellen aufbauen und regenerieren. Dieser Mineralstoff ist übrigens auch in Biotin und in Insulin enthalten. Er spielt auch eine bedeutende Rolle für Haut, Haare und die Nägel. Schwefel oder Sulfat, ist übrigens auch in vielen Arzneimitteln enthalten wie beispielsweise in Blutgerinnungsmitteln, in Psychopharmaka und auch in Antibiotika.

Schwefel ist in der Natur vorwiegend in eiweißreichen Lebensmitteln enthalten sowie auch in Brokkoli, Raps, Zwiebeln und Knoblauch, weshalb dieses Gemüse auch einen ziemlich starken Geruch aufweist. In der Regel ist eine Unterversorgung eher selten, zumindest bei einer ausgeglichenen Ernährungsweise. Schwefel kommt meistens bei Gelenkproblemen und auch bei Hauterkrankungen zum Einsatz. Schwefeldioxid in unserem Körper kann Biotin und Vitamin B1 entgegenwirken und zerstören. Es wird in der Lebensmittelindustrie als beliebtes Konservierungsmittel verwendet und ist in vielen Fruchtsäften, in Wein, fertigen Kartoffelgerichten und auch in Trockenobst häufig enthalten.

Sandra Frohenfeld

<u>Selen</u>

Selen spielt ebenfalls eine bedeutende Rolle in der Nährstofftherapie. Es ist ein lebenswichtiges Spurenelement und muss über die Nahrung zugeführt werden. Es ist notwendig für die Schilddrüsenfunktionen, die Fruchtbarkeit und auch für das Immunsystem. Desweiteren ist Selen ein Bestandteil der Enzyme und schützt unsere Zellen vor oxidativen Schäden. In Deutschland ist ein Selendefizit ziemlich weit verbreitet, da die Selenzufuhr von der Ernährung abhängig ist und bei Stoffwechselkrankheiten oder auch bei Mitochondrienstörungen beeinträchtigt wird. Aber auch Stress oder Verdauungsprobleme tragen zu einem Mangel bei. Selen ist vorwiegend in Fisch und in tierischen Lebensmitteln wie Innereien vorhanden, weshalb bei einer veganen Ernährung gegebenenfalls auf ein geeignetes Nahrungsergänzungsmittel geachtet werden sollte. Aber auch in Sojabohnen, Linsen, Rosenkohl und in Nüssen ist Seelen enthalten.

Eine ausreichende Versorgung kann vor vielen Krankheiten schützen, da es die körpereigenen Abwehrkräfte sehr gut unterstützt. Der größte Anteil in unserem Körper sitzt in der Skelettmuskulatur, ansonsten ist es auch im Herz vorhanden, in der Niere, Milz und Leber, in den Augen, Gehirn, in den roten Blutkörperchen sowie auch in den Hoden, weshalb ein Mangel zu Fruchtbarkeitsstörungen führen kann. Ansonsten ist dieses wichtige Spurenelement auch als guter Stimmungsaufheller bekannt, da niedrige Selenwerte in sehr vielen Fällen mit Selbstzweifel in Verbindung stehen, mit Ängsten und auch mit depressiver Verstimmung. Grund dafür ist die antioxidative Wirkung, die sich nicht nur auf unser Nervensystem auswirkt, sondern auch auf das Serotonin, also auf das sogenannte Glückshormon, da Selen als Baustein eine bedeutende Rolle bei den Gehirnbotenstoffen spielt.

Die empfohlene Dosierung von Selen liegt zwischen 60 und 70 Mikrogramm. In der Nährstofftherapie können aber durchaus auch höhere Dosierungen notwendig sein. Allerdings ist es ratsam, als Anfänger nicht mehr als 30 Mikrogramm in Form von Nahrungsergänzungspräparaten einzunehmen, da eine Überdosierung auch große gesundheitliche Schäden anrichten kann.

Zink

Auch das Spurenelement Zink kommt in der Nährstofftherapie erfolgreich zum Einsatz, da es für zahlreiche Körperfunktionen wirklich unentbehrlich ist. Unsere körpereigenen Abwehrzellen sind auf Zink angewiesen, um einen besseren Schutz vor Viren zu bieten, aber auch die antioxidative Wirkung trägt dazu bei, dass die schädlichen freien Radikale bekämpft werden. Die entzündungshemmenden Eigenschaften helfen bei Magen- und Darmproblemen, bei Zöliakie und anderen Nahrungsmittelunverträglichkeiten, bei Diabetes mellitus, Hautproblemen und auch bei Leberzirrhose. Dieses essenzielle Spurenelement übernimmt eine wichtige Rolle, was den Stoffwechsel von Eiweiß-, Fett- und Kohlenhydraten angeht. Auch ist Zink ein Bestandteil von Enzymen und Hormonen oder trägt zumindest zu ihrer Aktivierung mit bei.

Vor allem für Sportler oder Menschen, die sehr häufig intensiven Stresssituationen ausgesetzt sind, ist Zink unerlässlich, um leistungsfähig zu bleiben. Ein Zinkmangel führt bei Kindern zu Wachstumsstö-

Sandra Frohenfeld

rungen und bei Männern zu Potenzproblemen. Aber auch Haarausfall, trockene Haut oder Hautentzündungen, Appetitlosigkeit, Nachtblindheit und ein deutlicher Leistungsabfall kann auf ein Zinkdefizit zurückzuführen sein. Da unser Körper kein Zink speichern kann, ist auf eine tägliche Einnahme durch die Nahrung zu achten. Der beste Zinklieferant ist übrigens die Auster, aber auch in anderen Meeresfrüchten und Seefischen ist dieses wichtig Spurenelement enthalten. Ansonsten findet man Zink auch in Rindfleisch, in Eiern sowie in Milch- und Vollkornprodukten. Zink wird häufig zusammen mit Vitamin C bei Mitochondrienstörungen therapiert, da sich beide Nährstoffe gegenseitig sehr gut unterstützen und ergänzen. Der tägliche Bedarf liegt zwischen sieben und zehn Milligramm.

Curcumin und Ginkgo Biloba

In der Mitochondrialen Medizin kommen aber auch Curcumin und GinKilogrammo Biloba häufig zum Einsatz. Curcumin ist in dem Gewürz Curcuma enthalten. Dabei handelt es sich um eine indische Wurzel, die auch unter dem Namen indische Gelbwurz bekannt ist. Sie ist dem Safran sehr ähnlich. Curcumin ist schon seit Jahrtausenden in der chinesischen und auch in der indischen Medizin eines der beliebtesten Heilmittel. Dieser sekundäre Pflanzenstoff hat eine ausgezeichnete entzündungshemmende Wirkung, die mit der Zellentwicklung in enger Verbindung steht. Curcumin hat aber auch eine antikanzerogene Wirkung, weshalb es in der Krebstherapie als ausgezeichnetes Naturheilmittel ohne unerwünschte Nebeneffekte gilt.

Curcumin kommt in der Naturmedizin als Entzündungshemmer und als Schmerzmittel zum Einsatz, bei Arthritis, Hepatitis C, bei Demenzerkrankungen, Stoffwechselstörungen, beim Reizdarmsymptom, Fibrosen sowie auch zur Senkung vom Blutzucker und Cholesterinspiegel. Ansonsten kann dieser sekundäre Pflanzenstoff auch die Verdauung wieder gut in Schwung bringen, weshalb er auch als Fettburner bekannt ist, da man damit auch leichter abnehmen kann. Angeblich kann dieser wertvolle Stoff auch Malaria heilen. Curcumin ist aber auch ein sehr guter Lieferant für Vitamin B6, Eisen, Kupfer und Mangan, weshalb die Einnahme nicht nur bei Mitochondrienproblemen empfehlenswert ist. Die Dosierung liegt in der Regel, je nach Präparat, zwischen 250 und 2.000 Milligramm. Nebeneffekte sind übrigens auch bei einer Einnahme von 8.000 Milligramm über einen längeren Zeitraum nicht bekannt.

Gingko Biloba ist ein Baum, der angeblich schon seit 300 Millionen Jahren existiert, nicht umsonst wird er auch der Baum des Lebens genannt. Er ist in Asien beheimatet und seine Heilkraft ist schon seit Urzeiten bekannt. Mittlerweile wird dieser Baum allerdings so gut wie überall angepflanzt. Gingko Biloba zählt mit zu den besten Heilmitteln, da diese Pflanze gegen die unterschiedlichsten Beschwerden eingesetzt werden kann. Die hervorragende Heilwirkung ist auf die enthaltenen Flavonoide, Gingkoloide und Terpenlactone zurückzuführen. Diese Pflanzenstoffe haben eine ausgezeichnete Schutzwirkung gegen die zellschädigenden freien Radikale und regen auch noch unsere Durchblutung an, wobei die Wirkung im Gehirn besonders gut betroffen ist. Durch die Einnahme von Gingko Biloba werden unsere Blutgefäße erweitert, der Sauerstofftransport im Blut unterstützt, der Abbau von Nervenzellen verhindert und die Gedächtnisleistung deutlich verbessert. Auch findet mit diesen wichtigen Pflanzenstoffen im Gehirn eine höhere Dopaminausschüttung statt. Vor allem die Terpenoide haben eine besondere schützende Wirkung auf die winzigen Kraftwerke in unseren Körperzellen, weshalb Gingko Biloba sehr häufig bei der Mitochondrien-Behandlung zum Einsatz kommt.

Allerdings sollten gerade die Mitochondrien-Anfänger unbedingt darauf achten, für welche Gingko-Präparate sie sich entscheiden, da der Gingko-Tee beispielsweise Allergien auslösen kann, im schlimmsten Fall sogar Nervenzellschäden. Dies ist auf die Gingkosäuren zurückzuführen, die in den Baumblättern enthalten sind. Die Heilwirkung liegt allerdings verstärkt bei den Flavonoiden und den Terpenlactonen. Die Dosierung ist von den jeweiligen Präparaten abhängig, bei Extrakten wird zu Therapiezwecken von einer Dosis mit 240 Milligramm ausgegangen, allerdings kann bereits die Hälfte, mehrmals über den Tag verteilt, zu einer deutlichen Verbesserung der geschädigten Mitochondrien beitragen.

Wichtig allerdings ist, dass Sie sich als Mitochondrien-Anfänger jetzt nicht einfach auf irgendwelche Ernährungsergänzungsmittel stürzen, sondern erst einmal anhand von entsprechenden Untersuchungen und Laboranalysen feststellen lassen, inwiefern bei Ihnen überhaupt ein Nährstoffmangel vorhanden ist, denn leider kann auch ein Zuviel nicht immer zu der gewünschten Wirkung beitragen.

Auch spielt natürlich die Ernährungsumstellung eine wichtige Rolle, denn die beste Nährstoffversorgung wird überhaupt nichts nützen, wenn wir unsere ursprüngliche, meist zu einseitige Ernährung beibehalten. Das letzte Kapitel handelt deshalb von einer besonders mitochondrienfreundlichen Ernährung.

Die Mitochondrien freundliche Ernährung

Die Mitochondrientherapie legt sehr großen Wert auf eine Ernährungsumstellung, weshalb in den meisten Fällen die Logi- und die Paleo-Diät empfohlen werden. Die Logi-Diät ist im Prinzip keine eigentliche Diät zum Abnehmen, sondern bei dieser Methode geht es vorwiegend darum, die Blutwerte zu verbessern. Sie wurde hauptsächlich für Patienten mit Insulinresistenz entwickelt. Durch die Logi-Methode soll die Blutzuckerwirkung möglichst geringgehalten werden, damit weniger Insulin ausgeschüttet werden muss. Praktisch ist, dass bei dieser Ernährungsumstellung oder Diät kein strenger Ernährungsplan eingehalten werden muss. Es wird dabei lediglich auf die sogenannten schlechten Kohlenhydrate verzichtet. Dazu zählen vor allem Weißmehlprodukte, Süßigkeiten und gezuckerte Nahrungsmittel und Getränke. Ansonsten dürfen durchaus auch Kartoffeln oder brauner Reis auf dem Speiseplan stehen. Fleisch und Fisch sind ein wichtiger Bestandteil dieser Ernährung, da großer Wert auf eiweißhaltige Kost gelegt wird.

Im Prinzip kann man die Logi-Methode mit einer normalen Low-Carb-Diät vergleichen. Wer sich vorwiegend vegetarisch ernähren möchte, kann das tierische Eiweiß durch Eier, Milchprodukte und natürlich auch durch Nüsse und Hülsenfrüchte ersetzten. Wichtig ist, dass Abwechslung auf den Speiseplan kommt und dass auf gesunde Lebensmittel wie gesunde Fette (Omega-3-Fettsäuren) geachtet wird. Die Grundlage dieser Ernährungsweise sind Lebensmittel, die zwar wenig Kalorien enthalten, aber dafür mehr Ballaststoffe und Wasser.

Mitochondrien für Anfänger

Viel Wassertrinken ist übrigens bei jeder Ernährung wichtig und nicht nur bei einer mitochondrienfreundlichen Diät. Gemüse sollte mehrmals am Tag verzehrt werden, auch Obst ist durchaus erlaubt, allerdings möglichst zuckerfreie Sorten wie beispielsweise Beeren, Äpfel oder Kiwis. Hungern ist bei der Logi-Methode überhaupt nicht nötig. Wenn man Heißhunger auf etwas Süßes verspürt, dann ist Obst ideal, ein Naturjoghurt oder auch eine Handvoll Nüsse.

Die Ernährungsumstellung ist im Prinzip überhaupt nicht schwer, da man anstatt des weißen Reises oder der Nudeln zum Fleisch, dann einfach viel Gemüse und Salat als Beilagen serviert. Sie werden schon nach kurzer Zeit mit der Logi-Methode feststellen, wie sich Ihre Gesundheit dadurch deutlich verbessern kann.

Die Paleo-Diät hingegen ist deutlich strenger als die Logi-Methode. Nicht umsonst ist sie auch als Steinzeit-Diät bekannt. Im Prinzip besteht diese mitochondrienfreundliche Ernährung ebenfalls aus viel Gemüse und Salaten, Eiern, Fleisch, Fisch, Fett und Obst. Allerdings ist bei dieser Diät überhaupt kein Getreide, Milch und Milchprodukte sowie auch kein Pflanzenfett erlaubt. Lediglich Kokosöl oder Olivenöl dürfen verwendet werden. Ansonsten müssen Sie dabei selbstverständlich auch auf Zucker und alle Arten von Fertiggerichten verzichten können.

Obwohl sich das sicherlich für einen Normalesser absolut fürchterlich anhören wird, ist es in der Praxis überhaupt nicht schlimm, da man sich zum Glück nicht an einen festen und strikten Ernährungsplan halten muss. Die Paleo-Diät sättigt ebenfalls sehr gut und trägt natürlich auch ausgezeichnet zur Zellregeneration bei. Auch in diesem Fall wird auf eine vorwiegend eiweißreiche Ernährung geachtet. Zum Frühstück können Sie beispielsweise Rührei, Spiegeleier oder auch ein leckeres Omelett essen, zum Mittagessen Fleisch oder Fisch mit Gemüsebeilage und Salat und zum Abendessen dann eine kräftige Suppe oder auch eine Gemüselasagne. Obwohl bei der Paleo-Diät auf Getreide verzichtet wird, kann man sich trotzdem mit den richtigen Rezepten ein schmackhaftes Müsli aus Nüssen und Sonnenblumenkernen zubereiten und es mit Nussmilch oder mit Kokosmilch verzehren.

Diese mitochondrienfreundlichen Diäten sind wirklich verhältnismäßig leicht einzuhalten, wenn man sich erst einmal daran gewöhnt, auf die schädlichen Kohlenhydrate zu verzichten. Mit dem Thema Kohlenhydraten sollte man sich übrigens nicht nur bei Mitochondrienstörungen beschäftigen, da sie wirklich einen großen Einfluss auf unseren Gesundheitszustand haben. In vielen Fällen essen wir sowieso nur einfach aus Gewohnheit, denn die Tüte Kartoffelchips, Schokolade oder Popcorn zum Fernsehschauen sind sicherlich nicht unbedingt mit echten Hungergefühlen verbunden.

In unserem Körper werden Kohlenhydrate in Glukose verwandelt. Durch das Insulin werden die Zuckermoleküle dann in unsere Körperzellen transportiert, wo sich der Zucker in der Leber und natürlich auch in den Fettzellen ansetzt. Da dabei allerdings auch der Fettabbau gebremst wird, braucht man sich nicht wundern, wenn wir immer mehr Fett ansetzen. Aufgrund der häufigen Insulinschwankungen werden aber wiederum neue Heißhungeranfälle ausgelöst, weshalb wir dann in den meisten Fällen immer wieder auf Kohlenhydrate ausweichen, was zu einem richtigen Teufelskreis führen kann.

Mitochondrien für Anfänger

Es ist nicht unbedingt unerlässlich, auf alle Kohlenhydrate zu verzichten, da dieser wichtige Nährstoff in so gut wie allen Lebensmitteln vorhanden ist. Wichtig ist, auf gesunde Alternativen zu achten und vor allem auf die bekannten Dickmacher zu verzichten. Wer auf Brot nicht verzichten möchte, kann gegebenenfalls auch auf Vollkornprodukte ausweichen oder sich sein Low-Carb-Brot auch selbst backen. Es gibt mittlerweile unzählige Rezeptideen, wie man eigentlich alles ersetzen kann, also auch Süßigkeiten, Kuchen und sogar Pizzas. Man muss sich nur nach geeigneten Low-Carb-Alternativen umsehen. Fest steht allerdings, dass sich unser Körper durch diese Ernährungsformen auf jeden Fall schon nach einigen Wochen wieder viel besser fühlen wird und zusammen mit der Mitochondrien-Therapie, die in der Regel aus wichtigen Nährstoffen besteht, werden Sie sich schon in kurzer Zeit wieder richtig gesund und fit fühlen.

Sport ist natürlich ebenfalls sehr wichtig, um Mitochondrien bilden zu können. Durch sportliche Aktivitäten enthalten unsere kleinen Kraftwerke dann auch den notwendigen Anreiz, dass sie auch wirklich benötigt werden, um wieder richtig gut in Schwung zu kommen. Es ist allerdings auch absolut verständlich, dass es für Mitochonder nicht gerade einfach ist, erst einmal den notwendigen Antrieb zu finden. Es ist deshalb ratsam, sich nach einem Partner oder nach einer Gruppe für gemeinsame Aktivitäten umzusehen, damit man sich dann gegenseitig unterstützen kann. Ein guter Anfang wird beispielsweise schon gemacht, wenn man in den Alltag tägliche Spaziergänge integriert oder sich beispielsweise auch zu einem Yogakurs oder zum Schwimmen anmeldet. Sie müssen sich also nicht gleich in einem Sportstudio zum Bodybuilding oder für einen intensiven Fitnesskurs anmelden, da es

Sandra Frohenfeld

auch andere sehr gute Alternativen gibt. Wichtig ist auf jeden Fall, dass man sich erst einmal überhaupt zu einer körperlichen Aktivität überwindet und sich auch nicht gleich unter Druck setzt, denn Stress kann dann natürlich die Mitochondrien wieder negativ beeinträchtigen. Ansonsten sollte man als Mitochonder auch auf einen erholsamen Schlaf achten sowie auch unbedingt auf die Entgiftung der Darmflora.

Schlusswort

Es ist wirklich unglaublich, welche wertvollen Informationen uns die Mitochondrien-Medizin überhaupt bieten kann. Wer hätte beispielsweise jemals daran gedacht, dass man jahrelange schwere gesundheitliche Probleme schon in wenigen Wochen fast nur mit Nährstoffen und einer Ernährungsumstellung heilen kann? In den meisten behandelten Fällen wurden die zahlreichen Medikamente zur Behandlung sogar komplett abgesetzt, da sie nachweislich mehr Schaden anrichteten, als zu einer Besserung beizutragen.

Bevor man also bei den nächsten Kopfschmerzen oder bei chronischer Müdigkeit wieder zur gewohnten Tablette greift, sollte man sich lieber einer umgehenden Mitochondrien-Untersuchung unterziehen oder zumindest erst einmal auf eine wirklich ausgewogene Ernährung achten. Gegebenenfalls lassen sich ja Ihre eigenen Beschwerden nur mit einer leichten Ernährungsumstellung schon heilen. Wichtig ist allerdings, dass man vor der Ernährungsumstellung erst einmal eine Detox- oder Entgiftungskur vornimmt, um den Organismus von den schädlichen Giftstoffen zu befreien und um die körpereigenen Abwehrkräfte zu aktivieren. In den meisten Fällen kann man das auch zu Hause selbst machen. Ideal zum Entschlacken sind beispielsweise eine Basendiät, die Kneippkur oder auch die Schüßler Salze. Ansonsten kann man sich für die Entgiftungskur auch grüne Smoothies zubereiten. Im Prinzip muss jeder selbst wissen, für welche Methode man sich letztendlich entscheidet, denn das Hauptaugenmerk sollte auf jeden Fall auf einem ausgeglichenen Säure-Basen-Haushalt liegen und auf der Regeneration der Mitochondrien.

Wer erst einmal die Notwendigkeit und die eigentlichen Aufgaben der Mitochondrien versteht, lernt dadurch, sich viel bewusster zu ernähren, was natürlich ein sehr wichtiger Faktor für die Heilung ist. Man sollte sich also bei der nächsten Tüte Kartoffelchips vor dem Fernseher unbedingt klar machen, dass dadurch sicherlich auch keine gesunde Energie für unseren Organismus hergestellt werden kann und dass wir dadurch auch schnell wieder Hunger bekommen. Je mehr wir auf eine gesunde Ernährung achten, desto größer sind unsere Chancen auch wirklich beschwerdefrei unser Leben genießen zu können, wobei auch das Alter keine Rolle spielen sollte.

Es ist jetzt nur noch zu hoffen, dass unser aktuelles Gesundheitswesen auch wirklich bald die Mitochondrien-Medizin mit einbezieht, damit die unzähligen Patienten endlich eine effiziente Lösung für ihre zahlreichen Beschwerden finden und das nicht nur bei einem Heilpraktiker, den sie meistens noch aus eigener Tasche bezahlen müssen. Auch ist es absolut nicht verständlich, warum die Krankenkassen die Kosten für eine Nährstofftherapie nicht übernehmen können oder wollen, wenn doch damit nachweisliche Heilerfolge erzielt werden können. Ansonsten wäre es natürlich ebenfalls empfehlenswert, wenn sich unsere Ärzte etwas mehr mit den Nährstoffen befassen und nicht nur mit ihren typischen Arzneimitteln, die leider auch unzählige unerwünschte Nebenwirkungen aufweisen können. Selbstverständlich sind Medikamente für bestimmte Krankheiten auch nach wie vor absolut notwendig und lebensrettend, wie das beispielsweise bei Schlaganfällen oder Herzinfarkten der Fall ist. Fest steht jedoch auch, dass sich sehr viele Krankheiten durch eine Ernährungsumstellung und einer fachgemäßen Behandlung mit wichtigen Nährstoffen auch heilen lassen, auch solche, die angeblich sogar als unheilbar eingestuft wurden.

Vielleicht liegt es ja auch einfach nur daran, dass unsere Ärzte unseren Körper im Prinzip nicht als einheitliches System betrachten, sondern sich nur um ihr eigentliches Aufgabengebiet kümmern und uns dann bei zusätzlichen Beschwerden zu einem anderen Spezialisten schicken. Es ist durchaus verständlich, dass sich ein Facharzt nicht um Aufgabengebiete kümmern kann, für die er nicht ausgebildet ist, allerdings sollte man auch daran denken, dass es sich bei unserem Organismus um ein sehr komplexes System mit einer ausgezeichneten Selbstheilungskraft handelt, die häufig nur einfach auf eine „kleine" Unterstützung durch eine richtige Ernährung angewiesen ist.

www.ingramcontent.com/pod-product-compliance
Lightning Source LLC
Chambersburg PA
CBHW070318230526
45470CB00002B/938